早期大肠癌内镜治疗的新进展

日本《胃与肠》编委会　编著

《胃与肠》翻译委员会　译

北方联合出版传媒（集团）股份有限公司

辽宁科学技术出版社

Authorized translation from the Japanese Journal, entitled

胃と腸　第56巻 第8号
早期大腸癌内視鏡治療の新展開
ISSN: 0536-2180
編集:「胃と腸」編集委員会
協力: 早期胃癌研究会
Published by Igaku-Shoin LTD., Tokyo Copyright © 2021

图书在版编目（CIP）数据

早期大肠癌内镜治疗的新进展/日本《胃与肠》编委会编著；《胃与肠》翻译委员会译. —沈阳：辽宁科学技术出版社，2024.4
ISBN 978-7-5591-3264-2

Ⅰ.①早…　Ⅱ.①日…　②胃…　Ⅲ.①大肠癌—内窥镜检　Ⅳ.① R735.3

中国国家版本馆CIP数据核字（2023）第198695号

出版发行：辽宁科学技术出版社
　　　　　（地址：沈阳市和平区十一纬路25号　邮编：110003）
印 刷 者：辽宁鼎籍数码科技有限公司
经 销 者：各地新华书店
幅面尺寸：182 mm×257 mm
印　　张：6.75
字　　数：160千字
出版时间：2024 年 4 月第 1 版
印刷时间：2024 年 4 月第 1 次印刷
责任编辑：卢山秀
封面设计：袁　舒
版式设计：袁　舒
责任校对：闻　洋

书　　号：ISBN 978-7-5591-3264-2
定　　价：128.00元

编辑电话：024-23284367
E-mail：lkbjlsx@163.com
邮购热线：024-23284502
《胃与肠》官方微信 15640547725

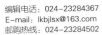

目　录

早期大肠癌内镜治疗存在的问题和未来展望

田中 信治[1]

关键词　　**早期大肠癌**　**内镜治疗**　**T1 癌**　**淋巴结转移**　**术前诊断**

[1] 広島大学大学院医系科学研究科内視鏡医学　〒 734–8551 広島市南区霞 1 丁目 2–3　E-mail : colon@hiroshima–u.ac.jp

　　由于内镜下黏膜剥离术（endoscopic submucosal dissection，ESD）的普及，使得对于早期大肠癌无论大小都可以一次性完全切除了。一般情况下，局限于黏膜内的早期大肠癌（Tis 癌）无转移的话，仅通过局部切除就有可能根治，但由于在约 10% 的 T1 癌病例中见有淋巴结转移，所以需要通过内镜切除后的组织病理学检查进行根治程度的判定，以决定是否应该追加肠切除。《大肠癌治疗指南（2019）》中的 pT1（SM）癌的治疗方针如**图 1** 所示。根

据该治疗方针，早期大肠癌的处置方针如**图 2**所记载的那样。另外，"作为追加治疗考虑伴有淋巴结清扫的肠切除"这篇文章，主要的意思并不是应该外科切除，而是应该充分考虑、研究，综合性比较评估根据各种淋巴结转移风险因素的存在所预测的具体的转移风险（%）来看的治愈性和患者背景［本人的意愿、年龄、身体活动程度、合并疾病、手术后的生活质量（quality of life，QOL）等］，在得到充分知情同意的基础上，慎重地判断是否适合追加手术

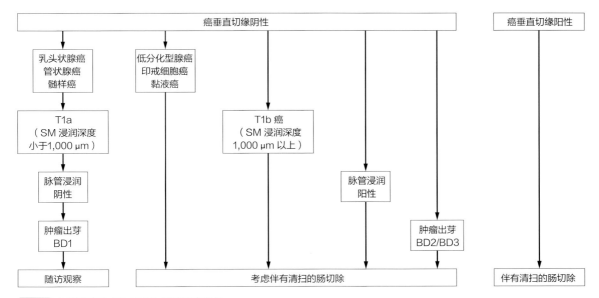

图 1　内镜切除后 pT1（SM）癌的治疗方针
［转载自 "大腸癌研究会（编）．大腸癌治療ガイドライン医師用2019年版．金原出版，p55，2019"］

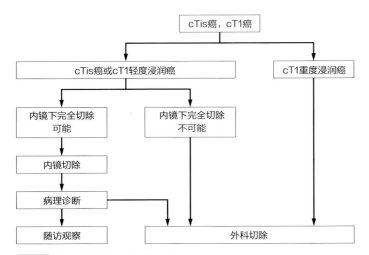

图2 cTis癌或cT1癌的治疗方针

[转载自"大腸癌研究会（编）．大腸癌治療ガイドライン医師用2019
年版．金原出版，p12，2019"]

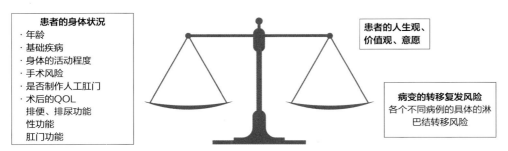

图3 在内镜切除pT1癌的处置时应考虑的要点

内镜治疗说到底是切除活检，术前向患者充分说明根据根治度结果判定诊疗情况，综合评估术后病变的
转移风险和患者背景，与患者一起商量是否施行追加手术是很重要的

（**图3**）。

迄今为止，虽然T1b癌没有被作为内镜切除的适应证，但通过近年来的病例积累和获得的新证据，提示可以将T1b癌的淋巴结转移风险进行分层，人们正在讨论对于T1b癌的内镜完全切除活检的意义。

Nakadoi等报道，如果未见有脉管浸润阳性，低分化型腺癌、印戒细胞癌、黏液癌，浸润前端肿瘤出芽（budding）2级或3级，这3个条件的话，则无论SM浸润深度如何，大肠T1癌的淋巴结转移率均为1.2%。Yoshii等报道，研究了内镜切除后的T1b癌的预后，如果没有未分化型组织学分型、脉管浸润阳性、高

度肿瘤出芽等因素，复发率在内镜单独治疗情况下为3.4%，内镜治疗＋追加外科手术情况下为2.3%，两组复发率都很低，未见显著性差异。另外，大肠癌研究协会报道，即便是在"深于1,000 μm的SM癌转移风险的分层化项目研究（味冈洋一委员长）"中，即使是T1b癌，除了SM浸润深度之外，如果没有其他转移风险因素（低分化型组织成分、脉管浸润阳性、高度肿瘤出芽），其淋巴结转移率为1.4%。

另外，Yoda等在关于T1癌内镜治疗后的预后（应考虑追加手术的302例）的研究中发现，施行追加手术的196例复发率为3.6%，而仅接受内镜切除后进行随访观察的106例复发

率为 6.6%，复发率明显增高。但是，即使施行追加手术也有 3.6% 的患者复发，这是事实。另外，Kobayashi 等报道，关于无内镜治疗的、纯粹外科手术的多中心合作研究（14 家单位）的结果表明，伴有淋巴结清扫的外科切除的大肠 T1 癌 798 例［内镜下黏膜切除术（endoscopic mucosal resection，EMR）和经肛门切除术（transanal resection，TAR）除外］的总体术后复发率为 2.3%，结肠癌为 1.5%，直肠癌为 4.2%（直肠癌 vs 结肠癌，$P = 0.02$），复发的独立风险因素为淋巴结转移的有无和组织学分型（por or muc，$P < 0.0001$）。另外，根据日本消化系统外科学会的问卷调查，大肠外科手术的死亡率在全国平均为 0.24% ~ 0.7%，一般来说，手术死亡的危险也不是 0。综上所述，作为考虑对 pT1 癌追加肠切除时的信息，需要预先了解以下几点：①即使是 SM 高度浸润癌，如果没有其他风险因素，淋巴结转移的概率为 1.2% ~ 1.4%；②即使施行了伴有淋巴结清扫手术的 T1 癌，其术后的复发率也为 2.3%（18/798），结肠癌为 1.5%，直肠癌为 4.2%；③因外科手术导致的死亡率也不是 0。

在不远的将来，对于可一次性完全切除的大肠 T1b 癌，很有可能采取先施行作为切除活检的内镜治疗，在正确评估淋巴结转移风险后，再考虑后续追加治疗的策略。另外，在迎来超高龄社会的今天，应该在充分考虑患者的年龄、基础疾病、身体活动程度、意愿、是否重建人工肛门等因素的基础上，判断是否施行外科手术。特别是在直肠下段病变的 Miles 手术的术后 QOL 方面，还存在性功能障碍和排便、排尿障碍等问题。当然，是否接受手术还是由患者自己决定。

对于可一次性完全切除的大肠 T1b 癌，作为切除活检的内镜治疗目前尚处于临床研究阶段，而要使其普及化还有几个必须解决的研究课题。具体来说，下面的 3 个要素是必不可少的：①适应证判断所需的正确的术前诊断；②为了完成一次性完全切除所需的内镜切除技术；③切除标本的正确处理和组织病理学诊断。

关于浸润深度诊断方面，SM 相对分类虽然在内镜切除标本中不能使用，但在确定是否能在内镜下切除 cT1 癌时是简便有用的指标。也就是说，与肌层相连续的 SM3 病变的垂直切缘为阳性的可能性很大，不适合作为完全切除活检的内镜治疗的适应证。相反，在肿瘤和肌层之间有空间的 SM1 ~ SM2 病变，则可以作为完全切除活检的内镜治疗的适应证。为了获得其具体信息，可以使用能够评估病变部位具体结构的超声内镜检查（endoscopic ultrasonography，EUS）。对于早期癌必须一次性完全切除，这就要求对其进行详细的病理学诊断，但目前还很难说完成一次性完全切除的内镜切除技术已经普及。切除标本的病理学诊断精度管理是一个很大的难题。消化道专业病理人员在全国范围内缺乏，很难说《大肠癌治疗指南》得到了合理的运用。

在本书中，各位专家就相关①适应证判断所需的正确的术前诊断、②为了完成一次性完全切除所需的内镜切除技术、③切除标本的正确处理和组织病理学诊断这三方面要素的基本知识和最新信息进行了阐释和归纳，并论及了目前 T1 癌内镜治疗存在的问题和对未来的展望。另外，在"话题"栏目中，就通过分子病理学生物标志物进行大肠 T1 癌的淋巴结转移预测诊断、大肠 T1 癌内镜切除对追加手术后的复发和预后的影响、高龄者早期大肠癌内镜治疗的适应证和局限性等问题也进行了文献综述，并提供了最新信息。特别是，如果在引入分子病理学生物标志物等之后能够进一步切实扩大无转移的根治条件的话，将给患者带来巨大的实惠。本书对目前 T1 癌内镜治疗所存在的问题和今后的展望进行了整理，希望它能对今后的诊疗和研究有所帮助。

参考文献
[1]大腸癌研究会（編）．大腸癌治療ガイドライン医師用 2019年版．金原出版，2019.
[2]Tanaka S, Asayama N, Shigita K, et al. Towards safer and

appropriate application of endoscopic submucosal dissection for T1 colorectal carcinoma as total excisional biopsy: future perspectives. Dig Endosc 27: 216–222, 2015.

[3]Nakadoi K, Tanaka S, Kanao H, et al. Management of T1 colorectal carcinoma with special reference to criteria for curative endoscopic resection. J Gastroenterol Hepatol 27: 1057–1062, 2012.

[4]Yoshii S, Nojima M, Nosho K, et al. Factors associated with risk for colorectal cancer recurrence after endoscopic resection of T1 tumors. Clin Gastroenterol Hepatol 12: 292–302, 2014.

[5]味岡洋一，大倉康男，池上雅博，他．早期大腸癌の内視鏡治療の適応拡大―T1b（1,000μm以深SM癌）リンパ節転移リスク層別化の検討．杉原健一，五十嵐正広，渡邉聡明，他（編）．大腸疾患NOW2016，日本メディカルセンター，pp 63–67, 2016.

[6]Yoda Y, Ikematsu H, Matsuda T, et al. A large–scale multicenter study of long–term outcomes after endoscopic resection for submucosal invasive colorectal cancer. Endoscopy 45: 718–724, 2013.

[7]Kobayashi H, Mochizuki H, Morita T, et al. Characteristics of recurrence after curative resection for T1 colorectal cancer: Japanese multicenter study. J Gastroenterol 46: 203–211, 2011.

[8]日本消化器外科学会データベース委員会．2009年度調査報告．https://www.jsgs.or.jp/modules/oshirase/index.php?content_id=212（2021年3月9日閲覧）.

[9]Kudo S. Endoscopic mucosal resection of flat and depressed types of early colorectal cancer. Endoscopy 25: 455–461, 1993.

[10]Saitoh Y, Obara T, Einami K, et al. Efficacy of high–frequency ultrasound probes for the preoperative staging of invasion depth in flat and depressed colorectal tumors. Gastrointest Endosc 44: 34–39, 1996.

[11]Ozawa S, Tanaka S, Hayashi N, et al. Risk factors for vertical incomplete resection in endoscopic submucosal dissection as total excisional biopsy for submucosal invasive colorectal carcinoma. Int J Colorectal Dis 28: 1247–1256, 2013.

[12]Aoki R, Tanaka S, Haruma K, et al. MUC1 expression as a predictor of the curative endoscopic treatment of submucosal invasive colorectal carcinoma. Dis Colon Rectum 41: 1262–1272, 1998.

[13]Oh–e H, Tanaka S, Kitadai Y, et al. Angiogenesis at the site of deepest penetration predicts lymph node metastasis of submucosal colorectal cancer. Dis Colon Rectum 44: 1129–1136, 2001.

[14]Oh–e H, Tanaka S, Kitadai Y, et al. Cathepsin D expression as a possible predictor of lymph node metastasis in submucosal colorectal cancer. Eur J Cancer 37: 180–188, 2001.

[15]Tanaka S, Oka S, Tamura T, et al. Molecular pathologic application as a predictor of lymph node metastasis in submucosal colorectal carcinoma: implication of immunohistochemical alteration as the deepest invasive margin. In Muto T, Mochizuki H, Masaki T（eds）. Tumor Budding in Colorectal Cancer: Recent Progress in Colorectal Cancer Research. NOVA, Hauppauge NY, pp 171–180, 2006.

内镜下可一次性完全切除的大肠 T1 癌的术前诊断

——放大内镜的有用性和局限性

山下 贤[1]

冈 志郎[2]

谷野 文昭

山本 纪子

上垣内 由季

玉理 太觉

稲垣 克哲

冈本 由贵

田中 秀典

住元 旭[1]

田中 信治

摘要●以高可信度被诊断为JNET分型1型、2A型、3型的大肠病变，可以省略色素放大内镜诊断（pit pattern诊断）来决定治疗方案。另外，在被诊断为JNET分型2B型的病变，或者即使被诊断为JNET分型1型、2A型、3型也是低可信度的情况下，需要追加小凹形态（pit pattern）诊断。被诊断为JNET分型2B型且Ⅲ$_S$/Ⅲ$_L$/Ⅳ/Ⅴ$_I$型轻度不整小凹形态的病变是内镜切除的适应证，但被诊断为JNET分型2B型且Ⅴ$_I$型高度不整小凹形态的病变有约半数为T1b癌，应该追加EUS和灌肠X线造影检查后决定治疗方案。另外，在根据不规则程度将JNET分型2B型细分为2B-low型和2B-high型的情况下，2B-low型是腺瘤 ~ T1a癌的病变，为内镜切除的适应证。诊断为2B-low型的病变有可能省略小凹形态诊断。

关键词 大肠肿瘤 窄带成像（NBI） JNET 分型 小凹形态（pit pattern）分型

[1] 広島大学病院内視鏡診療科 〒734-8551 広島市南区霞 1 丁目 2-3
　　E-mail : kenyama5@hiroshima-u.ac.jp
[2] 同　消化器・代謝内科

前言

对大肠病变的定性诊断，包括色素内镜观察在内的常规观察是最基本的。对于早期大肠癌，为了决定治疗方案，浸润深度的诊断是很重要的。在出现了明显的黏膜下层（submucosa，SM）深度浸润的早期大肠癌时，可以观察到皱襞集中、壁硬化表现、凹凸不规则、凹陷等，仅通过常规观察就可以诊断。但是，对于没有这些表现的病例，采用窄带成像（narrow band imaging，NBI）等图像增强和色素放大观察是有用的。在日本，NBI 放大观察广泛采用日本窄带成像专家组（the Japan NBI Expert Team，JNET）分型，色素放大观察广泛采用小凹形态（pit pattern）分型（工藤 - 鹤田分型）。本文将就 JNET 分型和小凹形态诊断对大肠病变的定性诊断能力和治疗策略进行阐释。

JNET分型

于 2014 年被提出的 JNET 分型是以"微血管形态（vessel pattern）"和"表面细微形态（surface pattern）"这两种 NBI 放大表现为诊断指标的 1 型、2A 型、2B 型、3 型等 4 型分类法。1 型病变难以辨识微血管，常常小凹（pit）内腔被观察成点（dot）样，为增生或无蒂锯齿状息肉（sessile serrated polyp，SSP）的标志；2A型病变可以观察到粗细和分布都均一的微血管和规则的表面细微形态，为腺瘤～低度异型黏膜内癌的指标；2B型病变可以观察到粗细或分布不均一的微血管和不规则的表面细微形态，为高度异型黏膜内癌/SM轻度浸润癌的指标；3型病变可以观察到稀疏血管区和血管的碎片化，或小凹样结构被破坏的无定形结构区，为SM深度浸润癌的指标。

将2012年1月至2016年5月在广岛大学医院内镜诊疗科（以下记作"本科"）施行了NBI放大观察的大肠病变的JNET分型和病理组织学表现的关系/诊断能力按不同肉眼分型（隆起型、表面型）表示于表1～表4中。对于隆起型大肠病变的JNET分型1型、2A型、3型的预测组织病理学分型的灵敏度、特异性、准确率分别是，1型为84.3%、99.9%、99.4%，2A型为79.9%、91.3%、81.1%，3型为45.9%、99.9%、96.9%（表3）。另外，对于表面型大肠病变的JNET分型1型、2A型、3型的预测组织病理学分型的灵敏度、特异性、准确率分别是，1型为96.6%、99.7%、99.3%，2A型为69.8%、96.4%、76.4%，3型为61.3%、99.7%、97.2%（表4）。根据以上结果，JNET分型1型、2A型、3型病变不论哪种肉眼分型，特异性、准确率都很高，是可靠性高的诊断指标。

另外，对于JNET分型2B型病变的预测组织病理学分型的灵敏度、特异性、准确率在隆起型大肠病变中分别为60.1%、86.6%、81.6%，在表面型大肠病变中分别为72.5%、80.9%、79.5%（表3、表4）。即诊断为JNET分型2B型的病变，从腺瘤到SM深度浸润癌呈多种多样的组织病理学表现，由于与JNET分型1型、2A型、3型病变相比作为诊断指标略差，因此需要追加小凹形态诊断。

表1 隆起型大肠病变的JNET分型与组织病理学诊断的关系

JNET分型		组织病理学诊断				
		增生/SSP	腺瘤	Tis癌	T1a癌	T1b癌
1型	94（100%）	91（97%）	3（3%）			
2A型	2219（100%）	17（1%）	1,976（89%）	214（9%）	12（1%）	
2B型	681（100%）		243（36%）	306（45%）	39（6%）	93（13%）
3型	82（100%）				3（3%）	79（97%）
合计	3,076	108	2,222	520	54	172

（广岛大学医院内镜诊疗科2012年1月至2016年5月）

表2 表面型大肠病变的JNET分型与组织病理学诊断的关系

JNET分型		组织病理学诊断				
		增生/SSP	腺瘤	Tis癌	T1a癌	T1b癌
1型	176（100%）	173（98%）	3（2%）			
2A型	652（100%）	6（1%）	593（91%）	48（7%）	5（1%）	
2B型	342（100%）		163（48%）	111（32%）	37（11%）	31（9%）
3型	52（100%）				3（6%）	49（94%）
合计	1,222	179	759	159	45	80

（广岛大学医院内镜诊疗科2012年1月至2016年5月）

表3 对隆起型大肠病变的不同JNET分型的诊断能力

JNET分型	灵敏度	特异性	阳性预测率	阴性预测率	准确率
1型	84.3%（76.0%~90.6%）	99.9%（99.9%~100.0%）	96.8%（94.2%~100.0%）	99.4%（99.1%~99.7%）	99.4%（99.1%~99.7%）
2A型	79.9%（78.3%~81.4%）	91.3%（87.8%~94.1%）	98.7%（98.1%~99.1%）	35.6%（32.4%~38.9%）	81.1%（79.7%~82.5%）
2B型	60.1%（56.0%~64.1%）	86.6%（85.2%~87.9%）	50.7%（46.8%~54.5%）	90.4%（89.2%~91.6%）	81.6%（80.2%~83.0%）
3型	45.9%（38.3%~53.7%）	99.9%（99.7%~100.0%）	96.3%（89.7%~99.2%）	96.9%（96.2%~97.5%）	96.9%（96.2%~97.5%）

（95%可信区间）

（广岛大学医院内镜诊疗科2012年1月至2016年5月）

表4 对表面型大肠病变的不同JNET分型的诊断能力

JNET分型	灵敏度	特异性	阳性预测率	阴性预测率	准确率
1型	96.6%（92.8%~98.8%）	99.7%（99.2%~99.9%）	98.3%（95.1%~99.6%）	99.4%（98.8%~99.8%）	99.3%（98.6%~99.7%）
2A型	69.8%（66.7%~72.8%）	96.4%（93.6%~98.2%）	98.3%（97.0%~99.2%）	51.4%（47.2%~55.6%）	76.4%（73.9%~78.8%）
2B型	72.5%（65.9%~78.5%）	80.9%（78.4%~83.3%）	43.3%（38.0%~48.7%）	93.6%（91.8%~95.2%）	79.5%（77.2%~81.8%）
3型	61.3%（49.7%~71.9%）	99.7%（99.2%~99.9%）	94.2%（84.1%~98.8%）	97.4%（96.3%~98.2%）	97.2%（96.1%~98.1%）

（95%可信区间）

（广岛大学医院内镜诊疗科2012年1月至2016年5月）

采用JNET分型和小凹形态分型的诊断及治疗策略

采用JNET分型的诊断及治疗策略如**图1**所示。如果发现了病变，在常规观察后进行NBI放大观察。此时，在诊断为JNET分型1型（增生或SSP）的情况下，多数可以进行随访观察。但是，由于病变的部位、病变大小、形态、颜色等有可能是治疗的适应证，在这种情况下要追加色素放大观察等来决定治疗的必要性。以高可信度诊断为JNET分型2A型（腺瘤~低度异型黏膜内癌）进行内镜切除、3型（SM深度浸润癌）进行外科切除，这大体上没有问题，但是在低可信度的情况下，需要追加通过色素放大观察进行的小凹形态诊断。在被诊断为JNET分型2B型的情况下，由于对其预测组织分型的特异性较低，为了决定治疗方法，需要进行色素放大观察。在日本，在小凹形态分型中广泛采用"工藤－鹤田分型"。据报道，与在NBI放大观察中根据病变的微血管形态和表面形态细微间接地捕捉到小凹样结构不同，由于小凹形态诊断是直接捕捉病变的小凹结构，因此比NBI放大观察的定性诊断能力更强；对JNET分型2B型病变通过追加小凹形态诊断，诊断能力提高。

2012年1月至2016年5月在本科施行了NBI放大观察，被诊断为JNET分型2B型的大肠病变的小凹形态诊断和组织病理学表现的关系如**表5、表6**所示。呈 III$_s$/III$_L$/IV型小凹形态、浸润深度在T1a以内的病变为隆起型98%，表面型100%。另外，呈V$_1$型轻度不规则小凹形态、浸润深度在T1a以内的病变为隆起型89%，表面型95%。隆起型与表面型相比T1b比例稍高的原因是，隆起型在保持黏膜内病变的状态下引起SM深度浸润。综上所述，如果诊断为JNET分型2B型，在之后的小凹形态分型中诊断为 III$_s$/III$_L$/IV/V$_1$型轻度不规则小凹形态，大致可以作为内镜切除的适应证。但是，诊断为V$_1$型轻度不规则小凹形态的病变约10%为浸润深度T1b癌，这被认为是根据表面结构判断浸润深度的JNET分型和小凹形态诊断的局限性。作为具体的病例，文献报道有在保持黏膜内病变的状态下引起SM深度浸润的隆起型病变，以及非颗粒型侧向发育型肿瘤（laterally

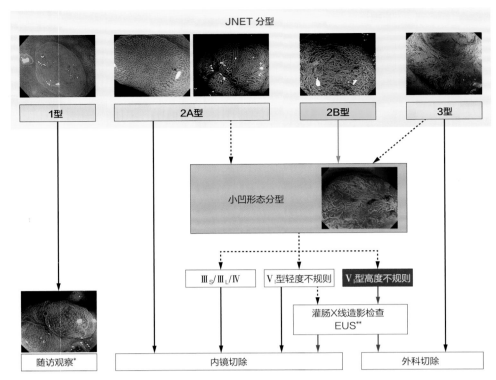

JNET 分型

| 1型 | 2A型 | 2B型 | 3型 |

小凹形态分型

ⅢS/ⅢL/Ⅳ　　Ⅵ型轻度不规则　　Ⅴ型高度不规则

灌肠X线造影检查
EUS**

随访观察*　　　内镜切除　　　外科切除

图1 采用JNET分型/小凹形态分型的大肠病变的诊断及治疗策略
*：SSP有时需要内镜治疗；**：灌肠X线造影检查和EUS对治疗选择的最终决定有用

表5 隆起型大肠病变的JNET分型2B型与小凹形态分型的关系

组织病理学诊断		小凹形态分型			
		ⅢS型/ⅢL型/Ⅳ型	Ⅵ型轻度不规则	Ⅵ型高度不规则	ⅤN型
腺瘤	243	138（61%）	105（28%）		
Tis～T1a癌	345	84（37%）	229（61%）	32（41%）	
T1b	93	3（2%）	39（11%）	47（59%）	4（100%）
合计	681	225（100%）	373（100%）	79（100%）	4（100%）

（广岛大学医院内镜诊疗科2012年1月至2016年5月）

表6 表面型大肠病变的JNET分型2B型与小凹形态分型的关系

组织病理学诊断		小凹形态分型			
		ⅢS型/ⅢL型/Ⅳ型	Ⅵ型轻度不规则	Ⅵ型高度不规则	ⅤN型
腺瘤	163	67（67%）	96（48%）		
Tis～T1a癌	148	33（33%）	94（47%）	21（54%）	
T1b	31		12（5%）	18（46%）	1（100%）
合计	342	100（100%）	202（100%）	39（100%）	1（100%）

（广岛大学医院内镜诊疗科2012年1月至2016年5月）

spreading tumor non-granular type，LST-NG）假凹陷型病变等。

另外，由于在呈V_I型高度不规则小凹形态、浸润深度T1b的病变中隆起型为59%，表面型为46%，因此对诊断为V_I型高度不规则的病变不仅要进行JNET分型和小凹形态诊断，还要进行超声内镜检查（endoscopic ultrasonography，EUS）和灌肠造影检查等其他检查，需要综合性诊断浸润深度。

JNET分型2B型细分类的有用性

本科以前就根据病变的微血管形态和表面形态细微的不规则程度将JNET分型2B型细分为2B-low型和2B-high型。典型例子如**图2**所示。2B-low型的微血管形态由粗细/分布比

较均一的不规则的血管构成，表面细微形态由呈不规则网状的小凹样结构构成，但小凹样结构的边缘没有受到破坏，是平滑的。与之相对，2B-high型的微血管形态由粗细/分布不均一的不规则的血管构成，表面细微形态由不规则、被破坏的小凹样结构构成，小凹样结构的边缘不规则、有毛刺感、不清晰。

将2012年1月至2016年5月在本科施行了NBI放大观察的大肠病变的JNET分型2B型细分类和病理组织学表现的关系按不同的肉眼分型表示于**表7**、**表8**中。对于隆起型大肠病变的JNET分型2B-low型的各组织病理学诊断的比例为腺瘤40%、Tis癌54%、T1a癌4%、T1b癌2%（**表7**）。另外，对于表面型大肠病变的JNET分型2B-low型的各组织病理学诊断

NBI	2B型		
	2B-low		2B-high
微血管形态 （vessel pattern）	呈比较均一的粗细/分布的不规则的血管		呈不均一的粗细/分布的不规则的血管
表面细微形态 （surface pattern）	・呈不规则网状的小凹（pit）样结构 ・小凹样结构的边缘不伴有破坏，平滑		・呈不规则而被破坏的小凹样结构 ・小凹样结构的边缘不规则、有毛刺感、不清晰
例			

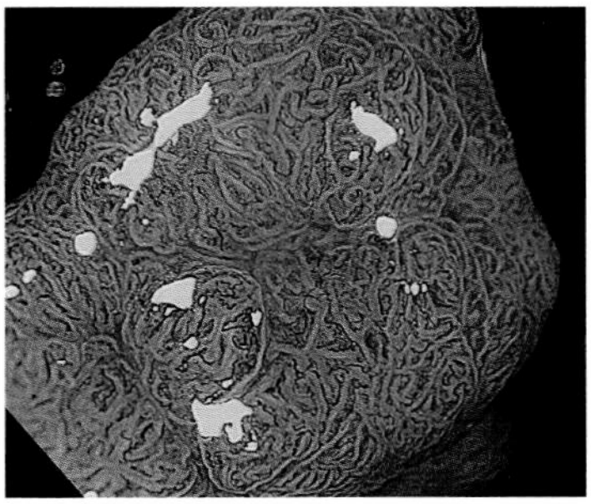

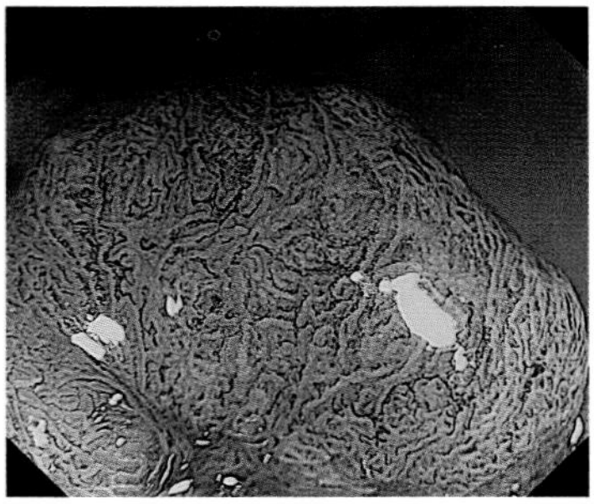

图2 JNET分型2B型细分类（2B-low型和2B-high型）的典型例子

表7 隆起型大肠病变的JNET分型2B型细分类与组织病理学诊断的关系

JNET分型		组织病理学诊断				
		增生/SSP	腺瘤	Tis癌	T1a癌	T1b癌
2B-low	560（100%）		224（40%）	302（54%）	22（4%）	12（2%）
2B-high	121（100%）			20（16%）	29（24%）	72（60%）
合计	681		224	322	51	84

（广岛大学医院内镜诊疗科2012年1月至2016年5月）

| 表8 | 表面型大肠病变的JNET分型2B型细分类与组织病理学诊断的关系 | | | | |

JNET分型	组织病理学诊断				
	增生/SSP	腺瘤	Tis癌	T1a癌	T1b癌
2B-low 281（100%）		147（52%）	118（42%）	16（6%）	
2B-high 61（100%）			6（10%）	20（33%）	35（57%）
合计 342		147	124	36	35

（广岛大学医院内镜诊疗科2012年1月至2016年5月）

的比例为腺瘤 52%、Tis 癌 42%、T1a 癌 6%、T1b 癌 0（**表8**）。根据以上结果，呈 JNET 分型 2B-low 型的病变，不论是哪种肉眼分型，几乎全都是腺瘤～T1a 癌以内的病变，是内镜切除的适应证。

对于隆起型大肠病变的 JNET 分型 2B-high 型的各组织病理学诊断的比例为腺瘤 0、Tis 癌 16%、T1a 癌 24%、T1b 癌 60%。另外，对于表面型大肠病变的 JNET 分型 2B-high 型的各组织病理学诊断的比例为腺瘤 0、Tis 癌 10%、T1a 癌 33%、T1b 癌 57%。根据以上结果，JNET 分型 2B-high 型的病变，不论是哪种肉眼分型都含有约 60% 的 T1b 癌，因此有必要追加小凹形态诊断以决定治疗方案。像这样，通过细分 JNET 分型 2B 型，可以省去喷洒色素这一烦琐步骤，诊断出可内镜切除的病变。

病例

[**病例1**] 0-Ⅰs 型 T1b 癌 1 例（**图3**）。

在常规内镜像中，在直肠下段（Rb）见有明显附着黏液的长径 15 mm 大小的病变（**图3a**）。根据 NBI 放大像诊断为 JNET 分型 2B-high 型（**图3b**）。在喷洒色素（靛胭脂）内镜像中，见有明显增高的隆起，周围存在水洗不能去除的黏液（**图3c**）。在病变顶部的色素内镜放大像（结晶紫染色）中，除黏液附着部以外，大致为 V_I 型轻度不规则的小凹形态，诊断为部分 V_I 型高度不规则的小凹形态（**图3d**）。根据以上表现诊断为 T1 癌，为了完全切除活检，施行了内镜下黏膜剥离术（endoscopic submucosal dissection，ESD）。病理像（HE 染色）

如**图3e** 所示。在肿瘤表面形成了不规则形的腺管，但也发现了部分腺管结构的破坏。黏膜肌层断裂，距表层的肿瘤浸润深度为 6000 μm（**图3f、g**）。

最终组织病理学诊断为：高分化型管状腺癌（well differentiated tubular adenocarcinoma，pT1b（SM 6,000 μm），Ly0，V0，BD1，HM0，VM0。病例 1 是 1 例在保持黏膜内病变的状态下引起了 SM 浸润的病例。患者不希望追加外科切除，现正在随访观察中。

[**病例2**] 0-Ⅱa+Ⅱc 型 T1b 癌 1 例（**图4**）。

在常规内镜像中，在 Rb 见有长径 10 mm 大小的病变（**图4a**）。在喷洒色素（靛胭脂）内镜像中，凹陷面清晰，边缘不规则（**图4b**）。根据 NBI 放大像诊断为 JNET 分型 2B-high 型～3 型（**图4c**）。根据色素内镜放大像（结晶紫染色）诊断为 V_I 型高度不规则的小凹形态（**图4d**）。在 EUS 中，肿瘤作为与黏膜层等回声～稍低回声像被扫查出来，在黏膜下层和肌层之间可以确认有自由空间（**图4e**）。根据上述表现，诊断为 T1b 癌，但由于患者拒绝外科切除，为了完全切除活检而施行了 hybrid ESD（ESD with EMR）。病理像（HE 染色）如**图4f** 所示。在肿瘤表面，见有腺管结构的破坏和形成不规则形的腺管，肿瘤浸润性增殖，黏膜下层的间质反应露出于表层。黏膜肌层断裂了。

最终组织病理学诊断为：高分化型管状腺癌（well differentiated tubular adenocarcinoma），T1b（SM 3,000 μm），Ly1a，V1a，BD3，

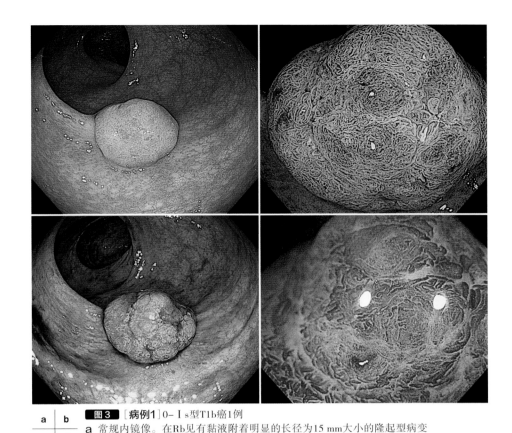

a	b
c	d

图3 [病例1] 0-Ⅰs型T1b癌1例
a 常规内镜像。在Rb见有黏液附着明显的长径为15 mm大小的隆起型病变
b NBI低倍放大像。诊断为JNET分型2B-high型
c 喷洒色素（靛胭脂）内镜像
d 色素内镜放大像（结晶紫染色）。大致为V_I型轻度不规则小凹形态，但也有部分诊断为V_I型高度不规则小凹形态

HM0，VM0（**图4g、h**）。虽然就追加外科切除进行了再次说明，但患者不希望手术，现在正在施行放化疗。

结语

本文通过JNET分型和小凹形态分型对大肠病变的定性诊断能力及其局限性进行了阐述。对于通过NBI放大观察无法诊断的交界病变和呈2B型的病变，为了决定治疗方案有必要追加小凹形态诊断。另外，通过对2B型进行细分，对2B型中的多数病例可省略小凹形态诊断而诊断是否为内镜切除的适应证病变。不过，这些放大观察表现说到底还是根据表面结构推测病变组织学分型、浸润深度，因此对

于术前诊断为大肠T1癌的病变，为了判断是否有可能施行作为完全切除活检的内镜切除，需要通过EUS确认在肿瘤最深部和肌层之间的自由空间（free space）。特别是在隆起型病变中，对于EUS困难的病例还要施行灌肠X线造影检查，将病变侧面像的硬化表现作为参考。在大肠肿瘤的定性诊断中，除了放大观察之外，根据不同情况巧妙地组合其他检查方法进行综合性诊断是很重要的。

参考文献
[1]齐藤裕辅，田中信治，藤谷幹浩，他. 大腸sm癌深達度診断の現状—前向き検討—集計結果の解析と臨床的考察. 胃と腸 41: 1241–1249, 2006.
[2]岡志郎，田中信治，金子巌，他. 大腸sm癌における浸潤度の臨床診断—拡大内視鏡診断を中心に. 胃と腸

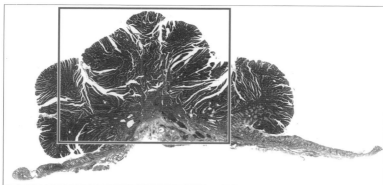

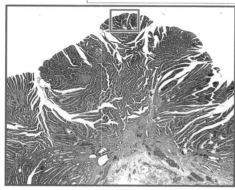
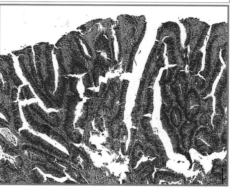

e	
f	g

图3 ［病例1］

e 病理像（HE染色）

f e的绿框部低倍放大像。在保持黏膜内病变的状态下引起了SM浸润

g f的蓝框部放大像。最终组织病理学诊断为：高分化型管状腺癌（well differentiated tubular adenocarcinoma），pT1b（SM 6000 μm），Ly0，V0，BD1，HM0，VM0

39: 1363–1373, 2004.

[3]Oba S, Tanaka S, Sano Y, et al. Current status of narrow–band imaging magnifying colonoscopy for colorectal neoplasia in Japan. Digestion 83: 167–172, 2011.

[4]Kanao H, Tanaka S, Oka S, et al. Clinical significance of type V（Ⅰ）pit pattern subclassification in determining the depth of invasion of colorectal neoplasms. World J Gastroenterol 14: 211–217, 2008.

[5]Sano Y, Tanaka S, Kudo S, et al. Narrow–band imaging（NBI）magnifying endoscopic classification of colorectal tumors proposed by the Japan NBI Expert Team. Dig Endosc 28: 526–533, 2016.

[6]佐野寧，田中信治，工藤進英，他．The Japan NBI Expert Team（JNET）大腸拡大Narrow Band Imaging（NBI）分類．Intestine 19: 5–13, 2015.

[7]Kudo S, Hirota S, Nakajima T, et al. Colorectal tumors and pit pattern. J Clin Pathol 47: 880–885, 1994.

[8]Tanaka S, Kaltenbach T, Chayama K, et al. High–magnification colonoscopy（with video）. Gastrointest Endosc 64: 604–613, 2006.

[9]Sumimoto K, Tanaka S, Shigita K, et al. Clinical impact and characteristics of the narrow–band imaging magnifying endoscopic classification of colorectal tumors proposed by the Japan NBI Expert Team. Gastrointest Endosc 85: 816–821, 2017.

[10]Sumimoto K, Tanaka S, Shigita K, et al. Diagnostic performance of Japan NBI Expert Team classification for differentiation among noninvasive, superficially invasive, and deeply invasive colorectal neoplasia. Gastrointest Endosc 86: 700–709, 2017.

[11]田中信治，住元旭，林奈那，他．大腸通常型腺腫，腺癌の拡大内視鏡診断—深達度診断を中心に．胃と腸 51: 655–671, 2016.

[12]Sakamoto T, Nakajima T, Matsuda T, et al. Comparison of the diagnostic performance between magnifying chromoendoscopy and magnifying narrow–band imaging for superficial colorectal neoplasms: an online survey. Gastrointest Endosc 87: 1318–1323, 2018.

[13]岡志郎，田中信治，住元旭，他．PG type隆起型早期大腸癌の内視鏡診断NBI併用拡大内視鏡観察の立場から．胃と腸 54: 859–869, 2019.

[14]Oka S, Tanaka S, Kanano H, et al. Therapeutic strategy for colorectal laterally spreading tumor. Dig Endosc 21: S43–46, 2009.

[15]Ozawa S, Tanaka S, Hayashi N, et al. Risk factors for vertical incomplete resection in endoscopic submucosal dissection as total excisional biopsy for submucosal invasive colorectal carcinoma. Int J Colorectal Dis 28: 1247–1256, 2013.

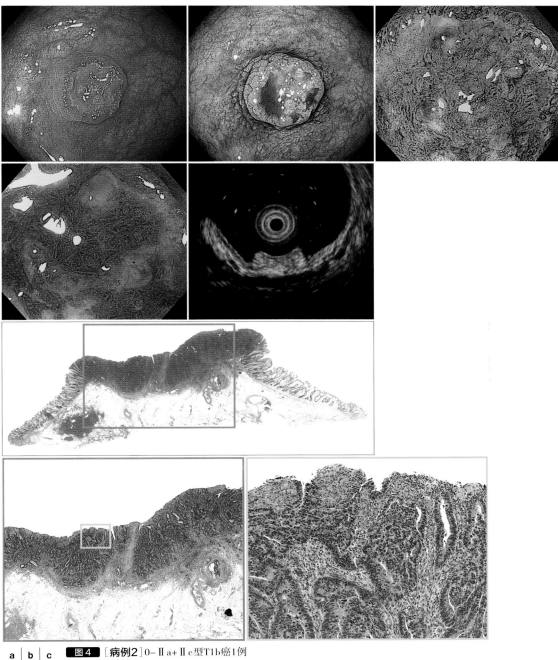

a	b	c
d	e	
f		
g	h	

图4 ［病例2］0-Ⅱa+Ⅱc型T1b癌1例

a 常规内镜像。在Rb见有长径为10 mm大小的病变

b 喷洒色素（靛胭脂）内镜像。凹陷面清晰，边缘不规则

c NBI低倍放大像。诊断为JNET分型2B-high型～3型

d 色素内镜放大像（结晶紫染色）。诊断为V_1型高度不规则小凹形态

e EUS像。病变作为与黏膜层大致等回声像被扫查出来，病变正下方和肌层之间有自由空间

f 病理像（HE染色）

g f的蓝框部低倍放大像

h g的黄框部放大像。最终组织病理学诊断为：高分化型管状腺癌（well differentiated tubular adenocarcinoma），T1b（3,000 μm），Ly1a，V1a，BD3，HM0，VM0

[16]川崎啓祐，蔵原晃一，大城由美，他．早期大腸癌の深達度診断—X線造影検査の有用性．胃と腸　50：653-662, 2015.

Summary

Usefulness and Limitations of the Magnifying Endoscopic Diagnosis for Colorectal Lesions

Ken Yamashita[1], Shiro Oka[2],
Fumiaki Tanino, Noriko Yamamoto,
Yuki Kamigaichi, Hirosato Tamari,
Katsuaki Inagaki, Yuki Okamoto,
Hidenori Tanaka, Kyoku Sumimoto[1],
Shinji Tanaka

JNET (the Japan NBI Expert Team) classification consists of four categories (Types 1, 2A, 2B, and 3). Types 1, 2A, and 3 are reliable indicators, with high diagnostic accuracy for hyperplastic polyp/sessile serrated polyp, low-grade intramucosal dysplasia, and deep submucosal invasive carcinoma, respectively. There is no need to enhance a diagnostic pattern for these lesions using dyes. Otherwise, the diagnostic ability of Type 2B for high-grade intramucosal dysplasia/superficial submucosal invasive carcinoma is insufficient. A pit pattern diagnosis should be made to define a more precise Type 2B lesion or in low-confidence categories. Type 2B and IIIS/IIIL/IV/VI mild pit pattern lesions are a good indication for endoscopic resection. However, about half of the Type 2B and IIIS/IIIL/IV/VI severe pit pattern lesions are deep submucosal invasive carcinomas. Therefore, additional assessments, such as endoscopic ultrasound or barium enema X-ray examination, are necessary for an accurate diagnosis of Type 2B and IIIS/IIIL/IV/VI severe pit pattern lesions. We divided JNET Type 2B into Type 2B-low and Type 2B-high lesions. JNET Type 2B-low lesion is a good indication for endoscopic resection ; therefore, an additional pit pattern diagnosis may not be necessary. Whereas, JNET Type 2B-high lesion includes several histopathologies ; thus, an additional pit pattern diagnosis is necessary.

[1]Department of Endoscopy, Hiroshima University Hospital, Hiroshima, Japan.
[2]Department of Gastroenterology and Metabolism, Hiroshima University Hospital, Hiroshima, Japan.

内镜下可一次性完全切除的大肠 T1 癌的术前诊断

——超声内镜的有用性和局限性

齐藤 裕辅[1]

稻场 勇平

黑田 祥平

助川 隆士

杉山 隆治

岩间 琢哉

池田 淳平

寺泽 贤

垂石 正树

小林 裕[2]

佐佐木 贵弘

藤谷 幹浩

渡 二郎[3]

摘要● 在完成EUS的279例早期大肠癌病变中，无论是隆起型还是表面型，与Tis/T1a癌的69.2%相比较，T1b癌的浸润深度准确率为87.5%，显著提高（$P < 0.01$），可以说EUS对怀疑为T1b癌的病变，特别是对表面型病变能很好地鉴别诊断。在内镜切除后测量了SM浸润深度的120例T1癌病变中，82例隆起型T1癌病变的平均SM浸润深度为3,100 μm，明显大于38例表面型T1癌病变的平均SM浸润深度100 μm（$P < 0.01$）。通过内镜可完全切除的T1癌的SM浸润深度的临界值（cutoff value）在隆起型病变中为3,000 μm，在表面型病变中为2,000 μm。同时，进行了HFUP和常规内镜两方面检查的22例隆起型T1癌病变的SM浸润深度3,000 μm鉴别的准确率在HFUP中为86%，常规内镜检查为45%，HFUP明显高（$P < 0.01$）。同样，54例表面型病变的SM浸润深度2,000 μm鉴别的准确率在HFUP中为86%，常规内镜检查为76%，HFUP明显高（$P = 0.01$）。笔者认为，为了扩大今后对T1b癌的内镜切除的适应证，术前必须联合应用EUS。

关键词 大肠 T1b 癌　超声内镜检查（EUS）　内镜切除　内镜下黏膜剥离术（ESD）

[1] 市立旭川病院消化器病センター　〒070–8610 旭川市金星町 1 丁目 1–65
　　E-mail：y_saito@city.asahikawa.hokkaido.jp
[2] 旭川医科大学内科学講座消化器・内視鏡学部門
[3] 医療法人交雄会 メディカル記念塔病院

前言

近年来，内镜诊断及治疗取得了显著的进步，由于表面型大肠肿瘤的发现和内镜下黏膜切除术（endoscopic mucosal resection，EMR）/ 内镜下黏膜剥离术（endoscopic submucosal dissection，ESD）等微创治疗的普及，对早期大肠癌的内镜治疗正在积极推进中。另外，由于即使在早期大肠癌中，约 10% 的黏膜下层（submucosa，SM）癌也见有淋巴结转移，因此在《大肠癌治疗指南（医生用 2019 年版）》中，对于 SM 垂直浸润深度 1,000 μm 以上的 SM 深度浸润（T1b 癌）原则上推荐外科手术，在治疗方法的选择上，术前的浸润深度诊断变得越来越重要。

伴随着人口老龄化带来的并发症的增加，

表1 采用超声小探头（HFUP）进行的早期大肠癌的浸润深度诊断

HFUP 病理	Tis，T1a	T1b
Tis，T1a	110	15
T1b	49	105

灵敏度：69.2%；特异性：87.5%；
阳性预测率：88.0%；阴性预测率：68.2%

准确率：77.1%（215/279）

不同浸润深度的准确率

Tis T1a：69.2%（110/159）vsT1b：87.5%（105/120）；
$P<0.01$（χ^2检验）

对被推荐外科手术的T1b癌，手术困难或无法手术的患者也在增加，即使在发现淋巴结转移风险高的病变的情况下，在慎重的诊断后，只经过内镜治疗就不得已进行随访观察的病例也在增加。在这种情况下，重要的是诊断对于术前诊断为T1b癌的病变是否也能够施行无残留且安全的内镜下一次性完全切除。作为对浸润深度诊断有用的检查方法，有灌肠X线造影检查、常规内镜检查、窄带成像（narrow band imaging，NBI）放大内镜检查等，这些检查主要是根据病变的表面结构来类推病变的组织病

理学表现和浸润深度的检查方法。另一方面，超声内镜检查（endoscopic ultrasonography，EUS）与这些检查不同，在能够得到近于病变的病理剖面宏观像的断层像这一点上，是具有其他方法所不具备的优点的检查方法。在《大肠息肉诊疗指南2020》中也推荐在早期大肠癌浸润深度诊断中EUS的联用。

在本文中，首先展示了在早期大肠癌术前诊断中EUS［本文采用超声小探头（high-frequency ultrasound probe，HFUP）］的诊断结果。接下来，就今后在大肠T1b癌能否内镜下一次性完全切除的术前诊断中HFUP的有用性及局限性进行了阐述。

采用超声小探头（HFUP）对大肠癌的浸润深度诊断能力

2010年1月至2019年12月，在本院施行了HFUP检查的早期大肠癌为279例病变（除了无法扫查出的30例病变）。肉眼分型的隆起型有125例病变，表面型有154例病变。采用HFUP的浸润深度诊断能力如**表1**、**表2**所示。选择内镜切除或外科手术治疗方法的浸润深度准确率总体为77.1%，并不高，但这是由于仅

表2 采用HFUP进行的不同肉眼分型的浸润深度准确率

隆起型 125例病变

HFUP 病理	Tis，T1a	T1b
Tis，T1a	36	10
T1b	28	51

灵敏度：56.3%；特异性：83.6%；
阳性预测率：78.3%；阴性预测率：64.6%

准确率：69.6%（87/125）

不同浸润深度的准确率
隆起型：

Tis，T1a：56.3%（36/64）　T1b：83.6%（51/61）
$P<0.05$（χ^2检验）

表面型 154例病变

HFUP 病理	Tis，T1a	T1b
Tis，T1a	74	5
T1b	21	54

灵敏度：77.9%；特异性：91.5%；
阳性预测率：93.7%；阴性预测率：72.0%

准确率：83.1%（128/154）

——$P<0.05$（χ^2检验）——

不同浸润深度的准确率
表面型：

Tis，T1a：77.9%（74/95）　T1b：91.5%（54/59）
$P<0.05$（χ^2检验）

$P<0.05$（χ^2检验）

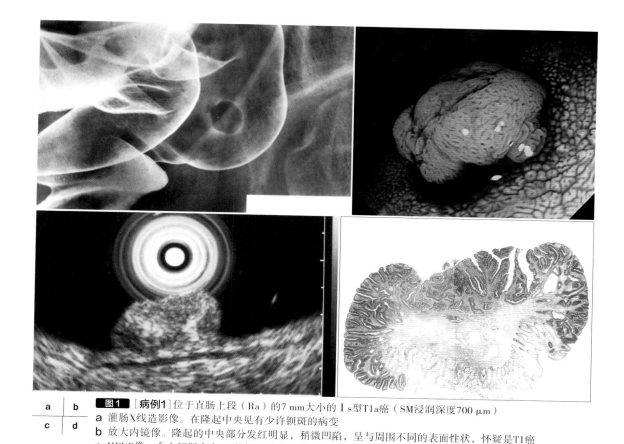

a	b
c	d

图1 [病例1]位于直肠上段（Ra）的7 mm大小的Ⅰs型T1a癌（SM浸润深度700 μm）
a 灌肠X线造影像。在隆起中央见有少许钡斑的病变
b 放大内镜像。隆起的中央部分发红明显，稍微凹陷，呈与周围不同的表面性状，怀疑是T1癌
c HFUP像。令人怀疑有向SM的轻度浸润，但可以否定深度浸润
d 组织病理像。通过EMR进行了切除。在组织病理学上为T1a癌，SM浸润深度为700 μm

对内镜下怀疑为 T1 癌的病变施行 HFUP 检查，而对明显的腺瘤 / Tis 癌未施行 HFUP 检查的缘故。当从不同浸润深度来看时，T1b 癌的浸润深度准确率与 Tis / T1a 癌相比显著提高〔分别为 87.5%（105/120）vs69.2%（110/159），$P < 0.01$〕，HFUP 对于怀疑深部浸润病变的浸润深度诊断很有用（**表1**）。当从不同肉眼分型的浸润深度准确率来看时，与隆起型的 69.6%（87/125）相比，表面型为 83.1%（128/154），显著提高（$P < 0.05$，χ^2 检验，**表2**），无论是哪种肉眼分型，与 Tis / T1a 癌相比，对 T1b 癌的准确率都显著提高。另外，对表面型 T1b 癌的准确率明显高于隆起型 T1b 癌（**表2**），可以说 HFUP 对怀疑为 T1b 癌的病变，特别是对表面型病变最为适用。

病例

[**病例 1，图 1**] 位于直肠上段（Ra）的 7 mm 大小的Ⅰs 型 T1a 癌（SM 浸润深度 700 μm）。

在灌肠 X 线造影检查中，在隆起中央见有少许钡斑的病变（**图 1a**）；在放大内镜检查中，隆起的中央部分明显发红，稍微凹陷，呈与周围不同的性状，怀疑是 T1 癌（**图 1b**）。在用 HFUP 扫查中，虽然让人怀疑有轻微的 SM 浸润，但否定了深度浸润，采用 EMR 进行了切除（**图 1c**）。在组织病理学上为 T1a 癌，SM 浸润深度为 700 μm（**图 1d**）。本病例通过 HFUP 扫查，否定有明显的 SM 深度浸润，诊断为可通过内镜完全切除的癌，证明 HFUP 扫查对治疗方法

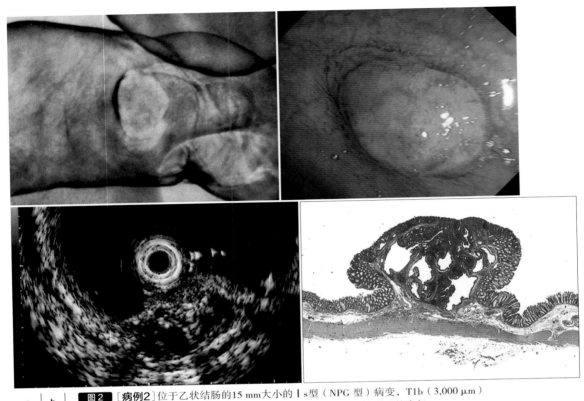

a	b
c	d

图2 [病例2]位于乙状结肠的15 mm大小的Ⅰs型（NPG型）病变，T1b（3,000 μm）
a 灌肠X线造影像。见有15 mm大小的无蒂隆起型病变，呈比较明显的隆起
b 内镜像。病变的边缘因正常黏膜而隆起，高度怀疑是T1b癌
c HFUP像。见有在SM内多发的囊性病变（cystic lesion），癌在形成囊肿状扩张的腺管的同时浸润至SM
d 组织病理像。虽然施行了手术，但组织病理学上与HFUP一样，诊断为：在SM形成囊肿的同时，深部浸润的T1b（SM3）癌

的选择是有用的。

[**病例2，图2**] 位于乙状结肠的15 mm大小的Ⅰs型［非息肉样增殖（non polypoid growth，NPG）型］病变，T1b（3,000 μm）。

在灌肠X线造影检查中，为有较为明显的隆起、15 mm大小的无蒂隆起型病变（**图2a**）。在内镜下，病变的边缘由于正常黏膜而隆起，内镜下高度怀疑是T1b癌（**图2b**）。在HFUP扫查中见有多发的SM囊性病变（cystic lesion），明显是癌在形成囊肿状扩张的腺管的同时浸润至SM（**图2c**）。虽然施行了手术，但组织病理学上与HFUP扫查的结果一样，为癌腺管呈囊肿状扩张的同时深度浸润于SM的T1b（SM3）癌的表现（**图2d**）。笔者认为，

即使是隆起型早期癌，对于被认为是来自NPG的病变，HFUP扫查也很有用。

[**病例3，图3**] 位于横结肠的13 mm大小的Ⅱa型（NPG型）病变，T1b（3,300 μm）。

在灌肠X线造影检查中，见有13 mm大小的平坦隆起型病变，伴有伸展不良和明显的皱襞集中（**图3a**）。内镜下与灌肠X线造影表现相同，见有皱襞集中、病变的边缘因正常黏膜而抬高的明显发红的平坦隆起型病变（**图3b**）。通过HFUP扫查可诊断为SM中度浸润的SM2程度的病变，但无向固有肌层的浸润（**图3c**）。施行了手术，虽然组织病理学上也是T1b（SM2）癌，但见有固有肌层的轻度增厚表现（**图3d**）。

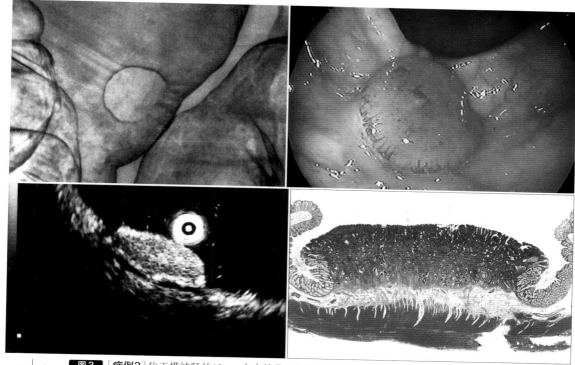

a	b
c	d

图3 ［病例3］位于横结肠的13 mm大小的Ⅱa型（NPG型）病变，T1b（3,300 μm）

a 灌肠X线造影像。见有13 mm大小的平坦隆起型病变，伴有伸展不良和明显的皱襞集中。
b 内镜像。与灌肠X线造影表现相同，见有皱襞集中、病变的边缘因正常黏膜而抬高的明显发红的平坦隆起型病变
c HFUP像。为中度浸润于SM的SM2程度的病变，但可诊断无向固有肌层的浸润
d 组织病理像。施行了手术，组织病理学诊断也是T1b（SM2）癌，但见有固有肌层轻度增厚的表现

在内镜下可一次性完全切除的T1b癌术前诊断中HFUP扫查的作用

1. 所谓仅通过内镜切除就能根治的大肠T1b癌

作为仅通过内镜切除就能根治的大肠 T1b 癌的条件有：①首先，组织病理学上切除垂直切缘为阴性是最低条件；②再就是通过考虑作为淋巴结转移危险因素的各种组织病理学表现可以判断仅通过内镜切除的治愈性。Nakadoi等和笔者等报道，不管浸润深度如何，满足主要组织学分型 pap/tub1、脉管浸润阴性、肿瘤出芽 G1 的大肠 SM 癌的淋巴结转移率为 1.2% ~ 1.4%；另外，在 SM 垂直浸润深度1,800 μm 以内的病变中，如果肿瘤出芽、淋巴

管浸润、静脉浸润、前端低分化等淋巴结转移危险因素只有 1 个因素，则淋巴结转移率为 1% 左右。可以说，满足这些条件的 T1b 癌理论上只通过内镜切除即可治愈的可能性很大。然而，这些淋巴结转移危险因素多数是组织病理学上的表现，术前可评估的因素只有 SM 浸润深度。

2. 内镜切除T1癌不同肉眼分型的SM浸润深度和组织学切除切缘

对 2004 年 10 月至 2017 年 3 月施行了内镜切除，在组织病理学上可以测定 SM 浸润深度的大肠 T1 癌 120 例病变（其中隆起型 82 例病变、表面型 38 例病变），按不同肉眼分型测定了 SM 浸润深度。另外，对其中内镜切除为垂直切缘阳性的 T1 癌 16 例病变（其中隆起型 12 例病变、表面型 4 例病变），测量了至内镜切

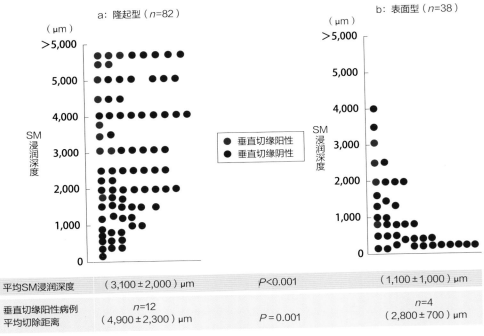

	a: 隆起型（n=82）		b: 表面型（n=38）
平均SM浸润深度	（3,100±2,000）μm	P<0.001	（1,100±1,000）μm
垂直切缘阳性病例 平均切除距离	n=12 （4,900±2,300）μm	P=0.001	n=4 （2,800±700）μm

a | **b**

图4 内镜切除T1癌不同肉眼分型的SM浸润深度和组织学切除垂直切缘
a 隆起型T1癌82例病变的SM浸润深度与组织学切除垂直切缘的点图。用蓝圈表示垂直切缘阴性病例，用红圈表示垂直切缘阳性病例
b 表面型T1癌38例病变的SM浸润深度和组织学切除断端的点图。用蓝圈表示垂直切缘阴性病例，用红圈表示垂直切缘阳性病例

除垂直切缘的切除距离（**图4**）。

在施行了内镜切除的T1癌120例病变中，隆起型T1癌82例病变的平均SM浸润深度为（3,100 ± 2,000）μm，表面型T1癌38例病变的平均SM浸润深度为（1,100 ± 1,000）μm，T1癌的SM浸润深度隆起型比表面型显著增大（$P < 0.001$，χ^2 检验，**图4**）。内镜切除垂直切缘阳性的T1癌16例病变中，隆起型12病变的平均SM切除距离为（4,900 ± 2,300）μm，表面型4例病变的平均SM切除距离为（2,800 ± 700）μm，内镜切除垂直切缘阳性的T1癌的SM浸润深度隆起型比表面型显著增大（$P=0.01$，χ^2 检验，**图4**）。根据这一结果，笔者认为，在进行内镜切除时，在隆起型病变和表面型病变中需要分别考虑垂直切缘的危险性评估。进一步，关于SM浸润深度和垂直切缘阴性/阳性，制作了受诊者操作特性曲线，分析的结果为，

区分内镜下垂直切缘阴性/阳性的SM浸润深度的最适临界值（cutoff value）在隆起型中为3,000 μm，在表面型中为2,000 μm。

3. T1b癌各肉眼分型的相对分类与SM浸润深度之间的关系

对2004年10月至2017年3月同一时间内在本院施行了外科切除的T1b癌107例，分析了各肉眼分型的浸润深度相对分类和浸润深度之间的关系，其中相对分类的SM2癌70例病变（隆起型53例病变、表面型17例病变）、SM3癌37例病变（隆起型22例病变、表面型15例病变）。在SM2癌中，隆起型53例病变的平均SM浸润深度为（3,210 ± 1,450）μm，表面型17例病变的平均SM浸润深度为（1,990 ± 1,160）μm。在SM3癌中，隆起型22例病变的平均SM浸润深度为（5,570 ± 2,280）μm，表面型15例病变的平均SM浸润深度为（3,420 ± 1,030）μm。也就

表3 施行外科手术的SM2～SM3癌的SM浸润深度

		隆起型	表面型
SM2癌（70例）在癌前端的黏膜下层和固有肌层之间有间隙	病例数	53	17
	浸润深度（μm）	3,210 ± 1,450	1,990 ± 1,160
SM3癌（37例）在癌前端的黏膜下层和固有肌层之间没有间隙	病例数	22	15
	浸润深度（μm）	5,570 ± 2,280	3,420 ± 1,030

内镜切除时：区分切缘阴性/阳性的SM浸润深度的临界值，在隆起型中为3,000 μm，在表面型中为2,000 μm。

是说，前述的研究结果是，区分在内镜下切缘阴性能完全切除的 SM 浸润深度在隆起型 T1b 癌中为 3,000 μm，在表面型中为 2,000 μm，这一结果在外科切除标本中相当于 SM2 癌（**表3**）。因此，对于相对分类的 SM2 癌，在内镜下一次性完全切除的可能性大；对于 T1b 癌，在扩大内镜切除的情况下，以往的相对分类 SM2 癌是适应证。另一方面，对于相对分类 SM3 癌，即使进行内镜切除，垂直切缘为阳性的可能性也很大，因此认为相对分类的 SM3 癌不能成为对于 T1b 癌的内镜切除的适应证。

4. 通过HFUP测量大肠T1b癌的浸润深度

以 2014 年 10 月至 2017 年 3 月施行了内镜检查和 HFUP 扫查，在 HFUP 扫查中能够测量浸润深度且在组织病理学上能够测量 SM 浸润深度的大肠 T1 癌 76 例病变（其中隆起型 22 例病变、表面型 54 例病变）为研究对象，回顾性比较了 HFUP 上的浸润深度和组织切片上的浸润深度。另外，两者是由不同的医生测量的。

对于 HFUP 扫查中未见浸润表现的 8 例病变，将 HFUP 上的浸润深度规定为 0。将组织病理学上的 SM 浸润深度规定为 X 轴，将 HFUP 上的 SM 浸润深度规定为 Y 轴，当比较浸润深度时，$y = 1.115 x + 210.4$，相关系数 $R = 0.889$，$P < 0.0001$，在 HFUP 上测量的 SM 浸润深度与组织病理学上的 SM 浸润深度之间有明显相关性，认为通过在术前采用 HFUP 测量 SM 浸润深度有可能测定 SM 浸润深度。

5. 在内镜下可一次性完全切除的T1b癌术前诊断中HFUP扫查的有用性

以这 76 例病变为对象，比较了对于内镜切除时区分垂直切缘阴性 / 阳性的 SM 浸润深度的临界值，即隆起型 3,000 μm、表面型 2,000 μm 的 HFUP 扫查和常规内镜检查的诊断能力。

1）常规内镜检查的不同肉眼分型深部浸润表现的有无与组织病理学 SM 浸润深度之间的关系

作为常规内镜检查的 SM 深度浸润表现，按照已有报道的标准，在隆起型病变中见有凹陷、广基性病变抬高、正常黏膜、紧满表现〔黏膜下肿瘤（submucosal tumor，SMT）样的扩张表现〕、周围黏膜的伸展不良表现；在表面型病变中见有皱襞集中、紧满表现；在凹陷型病变中，见有深凹陷和凹陷底部的凹凸不规则中的 1 个以上表现时，为深部浸润表现阳性。在**图 5** 中将常规内镜检查的深部浸润表现的有无和组织病理学 SM 浸润深度之间的关系分为隆起型和表面型进行了展示。认为隆起型的 SM 浸润深度 3,000 μm，以及表面型的 SM 浸润深度 2,000 μm 的鉴别，难以通过常规内镜检查的浸润表现的有无进行诊断。

2）常规内镜检查和 HFUP 扫查对内镜切除的不同肉眼分型病变 SM 浸润深度的诊断能力（**表4**）

接下来，关于在内镜治疗垂直切缘呈阳性可能性大的隆起型的 SM 浸润深度 3,000 μm、表面型的 SM 浸润深度 2,000 μm 的鉴别方面，HFUP 扫查和常规内镜检查的诊断能力（准确率、灵敏度、特异性、阳性预测率）如**表 4** 所示。在施行了 HFUP 扫查和常规内镜检查的 T1 癌 76 例病变中，隆起型 T1 癌 22 例病变的 SM 浸润深度 3,000 μm 的准确率在 HFUP 扫查中为 86%、在常规内镜检查中为 45%，与常规内镜检查相比，HFUP 扫查的准确率显著增高（P < 0.01，χ^2 检验，**表 4**）。同样，表面型 T1 癌 54 例病变的 SM 浸润深度 2,000 μm 的准确率在 HFUP 扫查中为 86%、在常规内镜检查中为 76%，与常规内镜检查相比，HFUP 扫查的准确率显著增高（P < 0.01，χ^2 检验，**表 4**）。根据以上结果笔者认为，对术前的 T1 癌，特别是对怀疑为 T1b 癌的病变，在打算施行内镜切除的情况下，因为担心垂直切缘呈阳性，所以仅通过术前的常规内镜检查来诊断是不够的，有必要联合 HFUP 扫查。

另外，如此前所讲的那样，根据《大肠癌治疗指南》，在治疗方法选择（内镜切除或外科手术）上，EUS（HFUP）在术前的 Tis / T1a 癌和 T1b 癌的鉴别，以及前面提到的 T1b 癌的

相对分类 SM2 和 SM3 之间的鉴别（与前面提到的在隆起型中为 3,000 μm、在表面型中为 2,000 μm 这一通过内镜切除是垂直切缘阴性还是阳性的鉴别诊断大致意义相同）上也有用。

HFUP 扫查在早期大肠癌浸润深度诊断上的局限性

HFUP 扫查在早期大肠癌的浸润深度诊断上的局限性有以下几点：

1. 有10%左右的病例无法扫查出

在高龄者、患有深部大肠疾病、循环系统疾病的患者中，肠蠕动有时很难使界面的水留存。由于病变在内镜观察下为正面视，不能移动到切线方向，所以不能通过 HFUP 扫查得到垂直断面像。由于病变是跨越结肠袋（haustra）样存在的，所以只能得到像在空中飘浮一样的病变像，无法进行浸润深度诊断等。

2. 在隆起型病变中由于深部衰减所致的浸润最深处的扫查困难

通过高频（20 MHz）的 HFUP 扫查，扫查范围约为 2 cm。根据笔者等的研究，当病变高度超过 6 mm 时，由于深部衰减而变得难以扫查出最深处，浸润深度诊断变得困难。

3. 伴于结缔组织增生反应的 SM 的纤维化和癌浸润之间有时很难鉴别

根据笔者等的研究，结缔组织增生反应（desmoplastic reaction）所致的固有肌层增厚表现不仅见于癌浸润与固有肌层相连续的相对分类的 SM3 癌，也见于部分 SM2 癌，这一点需要注意。但是，即使是 SM2 癌，在由于结缔组织增生反应所致的纤维增生而使固有肌层增厚的情况下，对该病变进行切除垂直切缘阴性的内镜切除是极为困难的。

4. 保险分数低

留存微温的热水，需要一定的时间对病变进行扫查，相当麻烦，而保险分数却只有 300 分，还需要引进设备，性价比（cost performance）不高也是阻碍 HFUP 普及的原因之一。

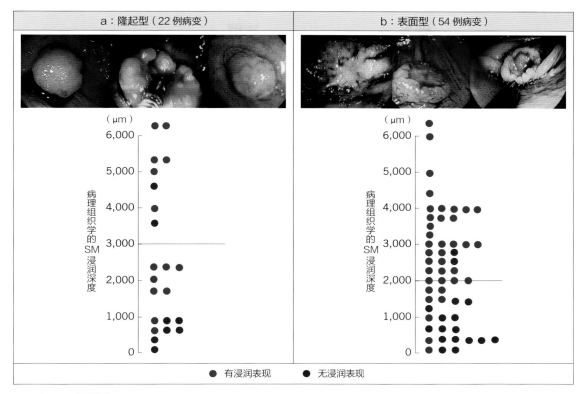

a：隆起型（22 例病变）	b：表面型（54 例病变）

● 有浸润表现　　● 无浸润表现

图5 根据常规内镜检查的不同肉眼分型，深部浸润表现的有无与组织病理学SM浸润深度之间的关系

a 隆起型T1癌的深部浸润表现的有无及SM浸润深度。根据隆起型T1癌有无深部浸润表现预测SM浸润深度是否超过3,000 μm是困难的

b 表面型T1癌的深部浸润表现的有无及SM浸润深度。根据表面型T1癌有无深部浸润预测SM浸润深度是否超过2,000 μm是困难的

a		
b		

表4 对于不同肉眼分型的SM浸润深度的诊断能力（76例病变）

	准确率（%）	灵敏度（%）	特异性（%）	阳性预测率（%）
隆起型（22例病变）				
HFUP，≥3,000 mm	86 ⎤ *	79	100	100
内镜检查，有浸润表现	45 ⎦	57	75	57
表面型（54例病变）				
HFUP，≥2,000 mm	86 ⎤ **	78	100	100
内镜检查，有浸润表现	76 ⎦	57	93	88

*，**：$P < 0.01$。

对术前诊断为T1b的癌施行内镜切除时的注意事项

1. 对直肠T1b癌施行内镜切除的注意事项

据报道，血流、脉管丰富的直肠（Ra、Rb），特别是直肠下段（Rb）的病变，与其他部位的病变相比残留和复发的病例多。Rb的病变从手术侵袭，包括人工肛门在内的术后生活质量（quality of life，QOL）的角度考虑，即使对于术前诊断为 T1b 的病变也容易施行内镜切除，但必须慎重对待内镜切除后是否追加放射线治疗。

2. 抬举征阴性（non-lifting sign）

即使在 T1b 癌中，抬举征阴性病例的大多数病变停留在 SM 中度浸润（SM2）以内，多数病变可以进行深部切缘阴性的内镜切除。另外，对于抬举征阳性病例，在 T1b 癌 SM 深度浸润的病变中，因为呈阳性的特异性高，所以可以对观察到上述深度浸润表现的病变，在确认抬举征阴性后尝试内镜切除。

3. 切除标本的详细的病理学评估

在切除标本上见有前端的低分化型癌细胞巢、肿瘤出芽的病变，因为容易是 VM1，因此关于这一点的详细而准确的组织病理学评估非常重要。另外，在 3% 左右的 T1 癌中可以观察到非连续性的深于 SS 的浸润，有时即使是切除切缘阴性也有癌的残留，因为在这些病变中脉管浸润为阳性，所以笔者认为在对 T1b 癌进行内镜切除的情况下，联用对 Ly、V 的免疫组织化学染色的组织病理学评估是必不可少的。

结语

今后随着进一步的高龄化社会的到来，预计即使是对诊断为 T1b 癌的病变，由于合并全身性疾病也不能施行外科手术，或者即使能施行外科手术，但希望首先进行内镜下完全切除以后决定是否施行追加外科手术的患者将增加。此时，施行切除垂直切缘为阴性的一次性完全切除是最低条件。内镜切除病变后，通过组织病理学检查详细地评估淋巴结转移危险因素，计算出各个切除病变的淋巴结转移率，决定是否追加外科切除，笔者认为这在今后会变得越来越重要。另外，人们期待着关于对 T1 癌的 EUS 联合放大内镜治疗的扩大适应证的前瞻性研究结果。另一方面，虽然是回顾性研究，但笔者等报道，T1 癌内镜治疗后复发病例的预后比预想要差很多［复发病例 90 例中有 54 例（60%）因癌死亡］，挽救性治疗的效果也很差。笔者目前也期待着关于内镜切除后随访观察的预后的前瞻性研究结果。现状是，对 T1b 癌施行内镜切除，在有淋巴结转移危险因素的情况下，如果患者的全身状态允许的话，施行积极的追加外科手术；在不施行追加外科手术而进行随访观察的情况下，即使是早期癌也需要谨慎地随访观察。

参考文献

[1]Saitoh Y, Waxman I, West AB, et al. Prevalence and distinctive biological features of flat colorectal adenomas in a North American population. Gastroenterology 120: 1657–1665, 2001.

[2]Kudo S. Endoscopic mucosal resection of flat and depressed types of early colorectal cancer. Endoscopy 25: 455–461, 1993.

[3]Tanaka S, Oka S, Kaneko I, et al. Endoscopic submucosal dissection for colorectal neoplasia: possibility of standardization. Gastrointest Endosc 66: 100–107, 2007.

[4]田中信治，樫田博史，斎藤豊，他．大腸 ESD/EMR ガイドライン，第 2 版．Gastroenterol Endosc 61: 1321–1344, 2019.

[5]大腸癌研究会（編）．大腸癌治療ガイドライン医師用 2019 年度版．金原出版，2019.

[6]Saitoh Y, Inaba Y, Sasaki T, et al. Management of colorectal T1 carcinoma treated by endoscopic resection. Dig Endosc 28: 324–329, 2016.

[7]Tanaka S, Asayama N, Shigita K, et al. Towards safer and appropriate application of endoscopic submucosal dissection for T1 colorectal carcinoma as total excisional biopsy: future perspectives. Dig Endosc 27: 216–222, 2015.

[8]Watari J, Saitoh Y, Obara T, et al. Radiographic findings useful for invasion depth diagnosis of early nonpolypoid colorectal cancers. Radiology 205: 67–74, 1997.

[9]Saitoh Y, Obara T, Watari J, et al. Invasion depth diagnosis of depressed type early colorectal cancers by combined use of videoendoscopy and chromoendoscopy. Gastrointest Endosc 48: 362–370, 1998.

[10]Hirata M, Tanaka S, Oka S, et al. Evaluation of microvessels in colorectal tumors by narrow band imaging magnification. Gastrointest Endosc 66: 945–952, 2007.

[11]Saitoh Y, Obara T, Einami K, et al. Efficacy of high-frequency ultrasound probes for the preoperative staging of invasion depth in flat and depressed colorectal tumors. Gastrointest Endosc 44: 34–39, 1996.

[12]Tanaka S, Yoshida S, Chayama K. Clinical usefulness of high-frequency ultrasound probes for new invasion depth diagnosis in submucosal colorectal carcinoma. Dig Endosc 16: S161–164, 2004.

[13]Ozawa S, Tanaka S, Hayashi N, et al. Risk factors for vertical incomplete resection in endoscopic submucosal dissection as total excisional biopsy for submucosal invasive colorectal carcinoma. Int J Colorectal Dis 28: 1247–1256, 2013.

[14]Mukae M, Kobayashi K, Sada M, et al. Diagnostic performance of EUS for evaluating the invasion depth of early colorectal cancers. Gastrointest Endosc 81: 682–690, 2015.

[15]日本消化器病学会（編）．大腸ポリープ診療ガイドライン 2020．南江堂，pp 57–58, 2020.

[16]Nakadoi K, Tanaka S, Kanao H, et al. Management of T1 colorectal carcinoma with special reference to criteria for curative endoscopic resection. J Gastroenterol Hepatol 27: 1057–1062, 2012.

[17]味岡洋一，大倉康男，池上雅博，他．早期大腸癌の内視鏡治療の適応拡大．大腸疾患NOW 2016—大腸癌の診断と治療update，日本メディカルセンター，pp 63–68, 2016.

[18]斉藤裕輔，藤谷幹浩，渡二郎，他．超音波内視鏡を用いた大腸SM癌に対する深達度診断および内視鏡治療適応拡大の可能性．胃と腸　47: 491–502, 2012.

[19]稲場勇平，斉藤裕輔，小林裕，他．大腸SM癌診療におけるEUS診断のコツ．Gastroenterol Endosc　61: 1145–1157, 2019.

[20]Ikematsu H, Yoda Y, Matsuda T, et al. Long-term outcomes after resection for submucosal invasive colorectal cancers. Gastroenterology　144: 551–559, 2013.

[21]Uno Y, Munakata A. The non-lifting sign of invasive colon cancer. Gastrointest Endosc　40: 485–489, 1994.

[22]秋元直彦，三富弘之，岡本陽祐，他．大腸T1（SM）深部浸潤癌に対する内視鏡治療適応拡大における病理学的問題点—特に非連続脈管侵襲について．胃と腸　49: 973–977, 2014.

[23]斉藤裕輔，岡志郎，田中信治，他．内視鏡摘除後大腸T1（SM）癌の転移・再発に関する多施設共同研究—大腸癌研究会プロジェクト研究の結果から．胃と腸　50: 448–456, 2015.

Summary

Pretreatment Diagnosis of Colorectal T1 Carcinomas that Can Be Completely Resected by Endoscopy —The Usefulness and Limitations of Endoscopic Ultrasonography

Yusuke Saitoh[1], Yuhei Inaba,
Shohei Kuroda, Ryuji Sukegawa,
Ryuji Sugiyama, Takuya Iwama,
Junpei Ikeda, Ken Terasawa,
Masaki Taruishi, Yu Kobayashi[2],
Takahiro Sasaki, Mikihiro Fujiya,
Jiro Watari[3]

Of the 279 early colorectal carcinomas that underwent EUS (endoscopic ultrasonography) before treatment, the accuracy rate of invasion depth diagnosis was significantly higher in the F&D (flat and depressed) type carcinomas than in the polypoid type carcinomas (87.5% vs 69.2% ; $P<0.01$). T1b carcinomas, especially F&D type, are good candidates for EUS before treatment. Of the 120 lesions of endoscopically resected T1 carcinomas subjected to the histological measurement of SM (submucosal) invasion distance, the average SM invasion distance of 82 lesions of the polypoid type T1 carcinomas was $3,100\mu m$ and that of 38 lesions of the F&D type T1 carcinomas was $1,100\mu m$, indicating a significantly larger ($P<0.01$) SM invasion distance in the polypoid type. In T1 carcinomas, the cutoff value of the SM invasion distance that can be completely resected using endoscopy was $3,000\mu m$ in the polypoid type and $2,000\mu m$ in the F&D type. In the 76 T1 carcinomas that underwent both HFUP and conventional endoscopy, the accuracy rate of $3,000\mu m$ invasion distance diagnosis in the 22 polypoid-type T1 carcinomas was significantly higher with HFUP than with conventional colonoscopy (86% vs 45% ; $P<0.01$). Similarly, the SM invasion distance of $2,000\mu m$ in the 54 F&D type carcinomas was significantly higher with HFUP than with conventional colonoscopy (86% vs 76% ; $P=0.01$). Preoperative combined use of EUS can be suggested as an indispensable diagnostic modality for expanding the indications of endoscopic resection for T1b carcinomas in the future.

[1]Digestive Disease Center, Asahikawa City Hospital, Asahikawa, Hokkaido, Japan.

[2]Department of Gastroenterology, Hematology and Oncology, Asahikawa Medical University, Asahikawa, Japan.

[3]Kinentou Hospital, Sapporo, Japan.

内镜下可一次性完全切除的大肠 T1 癌的术前诊断

——灌肠造影的有用性和局限性

川崎 启祐 [1-2]

鸟巢 刚弘 [1]

长畑 诚修

江崎 幹宏 [3]

藏原 晃一 [4]

永塚 真 [5]

田中 义人

藤原 美奈子 [6-7]

川床 慎一郎 [1,7]

大城 由美 [8]

原 裕一 [4]

池上 幸治

山田 峻 [2]

菅井 恭平

鸟谷 洋右

梅野 淳嗣 [1]

森山 智彦 [1,9]

菅井 有 [5]

松本 主之 [2]

摘要● 以过去10年间施行了灌肠X线造影检查（BE）的133例大肠T1癌为研究对象，研究了BE的侧面变形与黏膜下层（SM）浸润深度的关系以及SM浸润深度＞1,800 μm浸润癌的检测能力。作为X线造影表现，着眼于双重造影像中病变部位的变形，测量了相对于管腔在水平方向和垂直方向上的变形长度。结果显示，水平变形长度（相关系数$R = 0.6657$，$P < 0.01$）和垂直变形长度（$R = 0.5197$，$P < 0.01$）均与SM浸润深度呈正相关。检出深于SM 1,800 μm浸润癌的临界值（cutoff value）水平变形长度为4.5 mm，垂直变形长度为0.5 mm，准确率分别为82.0%和79.7%。当按照以上临界值将变形分为阳性和阴性时，水平变形阳性病例比阴性病例的淋巴管浸润和静脉浸润的比例高。根据以上结果，水平变形长度是脉管浸润的预测因素，提示4.5 mm以内的变形有可能是选择内镜治疗的指标。

关键词　大肠癌　灌肠 X 线造影　侧面变形　浸润深度　T1 癌

[1] 九州大学大学院医学研究院病態機能内科学　〒 812–8582 福岡市東区馬出 3 丁目 1–1　E-mail : kawasaki.keisuke.084@m.kyushu-u.ac.jp
[2] 岩手医科大学医学部内科学講座消化器内科消化管分野
[3] 佐賀大学医学部内科学講座消化器内科
[4] 松山赤十字病院胃腸センター
[5] 岩手医科大学医学部病理診断学講座
[6] 九州医療センター病理診断科
[7] 九州大学大学院医学研究院形態機能病理学
[8] 松山赤十字病院病理診断科
[9] 九州大学病院国際医療部

前言

由于内镜治疗技术的进步，对许多早期大肠癌已经可以采用内镜治疗。但是，在约 10% 的大肠黏膜下层（submucosa，SM）浸润（T1）癌中会引起淋巴结转移，一般认为，作为淋巴结转移的组织病理学风险因素，SM 浸润深度（1,000 μm 以上）、组织病理学异型程度（低分化型腺癌、印戒细胞癌、黏液癌）、脉管浸润、肿瘤出芽（2 级或 3 级）是决定追加外科切除适应证的因素。在这些风险因素中，根据着眼于 SM 浸润深度的大肠癌研究协会的项目研究报道，在除外其他 SM 浸润深度以外因素的情况下，淋巴结转移阳性率为 1.3%。此外，Nakadoi 等报道，在 SM 浸润深度以外的组织病理学风险因素为阴性且 SM 浸润深度小于 1,800 μm 的情况下，未见淋巴结转移。关于治疗后的复发率，也显示 SM 浸润深度小于 2,500 μm 时的复发率明显低于其他大肠癌。根据以上事实，提出了应该将 SM 浸润深度 1,800 μm 或 2,500 μm 作为追加治疗的判断标准的建议。

在历史上，作为大肠癌的浸润深度诊断法，一直采用灌肠 X 线造影检查（barium enema examination，BE）和内镜检查。由于 BE 不容易扫查出病变，读片也需要熟练，因此检查有减少的趋势。但是 BE 可以将 SM 浸润作为变形扫查出来，对浸润深度诊断很有用。因此，本文着眼于 BE 的侧面变形，对 BE 的侧面变形与 SM 浸润深度的关系进行了研究。

对象和方法

1. 对象

以在 2008—2018 年施行了 BE，通过内镜切除或外科切除的大肠 T1 癌为研究对象，回顾性研究了其影像学表现和组织病理学表现。其中排除了肠管未充分伸展、难以判断侧面像的病例，以及无法扫查出侧面像的病例，以能够充分评估侧面像的 133 例（133 个病变）为研究对象。对象的平均年龄为 68.9 岁，男性 70 例，女性 63 例；平均肿瘤直径 20.6 mm，病变部位为右侧大肠（盲肠～横结肠）34 例、左侧大肠（降结肠～直肠）99 例，肉眼分型为隆起型 68 例、表面型 65 例。治疗方面，内镜治疗 28 例［内镜下黏膜切除术（endoscopic mucosal resection，EMR）7 例，内镜下黏膜剥离术（endoscopic submucosal dissection，ESD）21 例］，外科切除 105 例（其中伴淋巴结清扫的外科切除 104 例，经肛门切除 1 例）。

2. 研究项目

1）BE 表现

在检查的大前天让患者服用匹克硫酸钠；在检查的前一天给予市售的检查用低渣食物及在睡前给予匹克硫酸钠及柠檬酸镁；检查的当日早晨使用栓剂（2 次）作为预处理。X 线摄影装置使用搭载平板探测器（flat panel detector，FPD）的装置，造影剂是将硫酸钡粉末制剂调整为 100%（w/v）。在使钡附着于病变部位后，使肠管在充分伸展的状态下进行侧面像的拍摄。收集在本研究参加单位拍摄的 BE 图像，由 2 名读片医生（川崎和长畑）判定这些图像的 BE 表现。各读片医生在双重造影像中着眼于肿瘤的侧面像，分为有侧面变形和无侧面变形两种，对于判断有背离的病变，经判断医生讨论后做出最终判断。对于最终判定为有变形的病变，由 2 名判定医生合议实测了变形长度（**图 1**）。另外，将平行于肠管壁的变形长度定义为水平变形长度，垂直于肠管壁的变形长度定义为垂直变形长度。

2）组织病理学表现

由共计 3 名病理专门医生判定各自单位的病变的组织病理学表现。SM 浸润深度是根据《大肠癌处置规则》测定的。也就是说，可判定或可推测黏膜肌层的病变，测定从黏膜肌层的最下缘到浸润最深部的距离；不能判定黏膜肌层的病变，测定从肿瘤的表层到浸润最深部的距离。

着眼于 BE 的侧面变形长度与 SM 浸润深度的关系，以及已有报道的 SM 1,800 μm，研究了 BE 对深于 SM 1,800 μm 浸润癌的检出能力。

3）统计分析

2 组间的比较采用 Mann-Whitney U 检验、χ^2 检验。采用 Spearman 相关系数（r）评估 SM 浸润深度与侧面变形长度的关系，相关程度：$r < 0.35$ 为弱，$0.36 \leq r \leq 0.67$ 为中等，$r > 0.68$ 为强。根据受试者工作特征曲线（receiver operating characteristic curve，ROC 曲线）计算出预测 SM 1,800 μm 浸润的变形长度的临界值和曲线下面积（area under the curve，AUC），采用 McNemar 检验比较了水平变形长度和垂直变形长度的诊断能力。统计软件采用 JMP version 13，$P < 0.05$ 为有显著性差异。

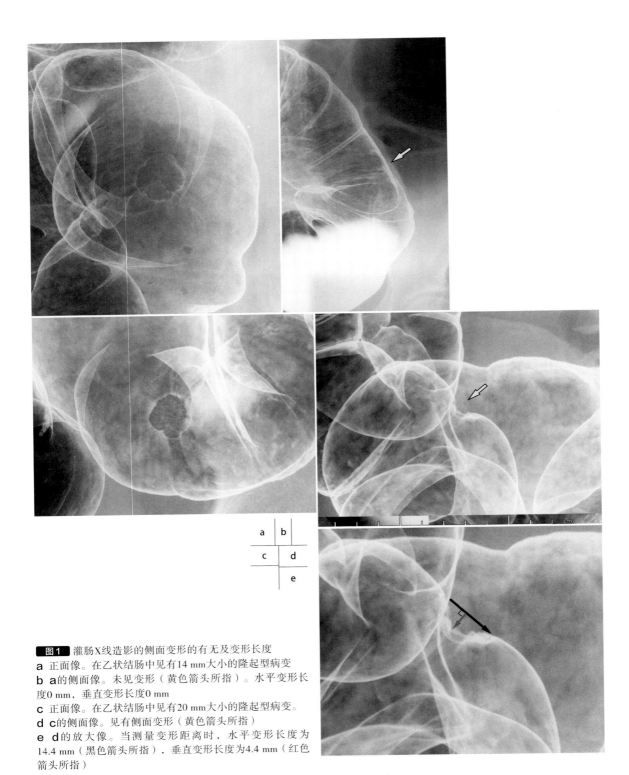

a	b
c	d
	e

图1 灌肠X线造影的侧面变形的有无及变形长度
a 正面像。在乙状结肠中见有14 mm大小的隆起型病变
b a的侧面像。未见变形（黄色箭头所指）。水平变形长度0 mm，垂直变形长度0 mm
c 正面像。在乙状结肠中见有20 mm大小的隆起型病变。
d c的侧面像。见有侧面变形（黄色箭头所指）
e d的放大像。当测量变形距离时，水平变形长度为14.4 mm（黑色箭头所指），垂直变形长度为4.4 mm（红色箭头所指）

表1 变形长度与临床病理学表现的关系（n = 133）

	病例数	水平变形长度	P值	垂直变形长度	P值
肿瘤直径					
< 20 mm	83	（6.1 ± 4.3）mm	n.s.	（2.2 ± 2.2）mm	n.s.
≥ 20 mm	50	（9.5 ± 8.4）mm		（3.4 ± 3.8）mm	
病变部位					
右侧大肠	34	（6.4 ± 5.1）mm	n.s.	（2.7 ± 2.4）mm	n.s.
左侧大肠	99	（7.8 ± 6.7）mm		（2.6 ± 3.2）mm	
肉眼分型					
隆起型	68	（9.0 ± 6.3）mm	< 0.05	（3.4 ± 3.5）mm	< 0.05
表面型	65	（5.7 ± 6.0）mm		（1.8 ± 2.1）mm	
组织学分型					
tub1/tub2/pap	132	（7.4 ± 6.3）mm	n.s.	（2.6 ± 3.0）mm	n.s.
por/sig/muc	1	10.3 mm		2.6 mm	
浸润深度					
SM < 1,800 μm	48	（3.2 ± 4.0）mm	< 0.05	（1.2 ± 1.7）mm	< 0.05
SM ≥ 1,800 μm	85	（9.8 ± 6.2）mm		（3.4 ± 3.2）mm	
淋巴管浸润					
阳性	24	（10.8 ± 7.2）mm	< 0.05	（3.6 ± 3.7）mm	n.s.
阴性	109	（6.6 ± 5.9）mm		（2.4 ± 2.8）mm	
静脉浸润					
阳性	25	（10.0 ± 6.8）mm	< 0.05	（3.8 ± 3.7）mm	< 0.05
阴性	108	（6.8 ± 6.1）mm		（2.3 ± 2.7）mm	
肿瘤出芽					
1级	119	（7.1 ± 6.0）mm	n.s.	（2.6 ± 3.1）mm	n.s.
2/3级	14	（10.1 ± 8.6）mm		（2.9 ± 2.2）mm	
淋巴结转移（外科切除病例）					
阳性	9	（8.3 ± 7.8）mm	n.s.	（3.3 ± 2.9）mm	n.s.
阴性	95	（8.7 ± 6.3）mm		（3.0 ± 3.2）mm	

n.s.：无显著性差异。

结果

1. 变形长度与临床病理学表现的关系

133 例对象的平均 SM 浸润深度为（2,583 ± 1,964）μm，SM < 1,800 μm 为 48 例，SM ≥ 1,800 μm 为 85 例。当以肉眼分型进行比较时，隆起型为（3,329 ± 2,179）μm，表面型为（1,803 ± 1,333）μm，隆起型的平均 SM 浸润深度明显比表面型长（P < 0.05）。

变形长度与临床病理学表现的关系如**表1**所示。水平变形长度和垂直变形长度均为隆起型

[水平变形长度（9.0 ± 6.3）mm/垂直变形长度（3.4 ± 3.5）mm]、SM 浸润深度 > 1,800 μm 的病变 [（9.8 ± 6.2）mm/（3.4 ± 3.2）mm]、静脉浸润阳性病变 [（10.0 ± 6.8）mm/（3.8 ± 3.7）mm] 分别比表面型 [（5.7 ± 6.0）mm/（1.8 ± 2.1）mm]、SM 浸润深度 < 1,800 μm 的病变 [（3.2 ± 4.0）mm/（1.2 ± 1.7）mm]、静脉浸润阴性病变 [（6.8 ± 6.1）mm/（2.3 ± 2.7）mm] 的变形长度明显长（P < 0.05）。另外，淋巴管浸润阳性病变 [（10.8 ± 7.2）mm] 的水平变形长度明显长于阴性病变 [（6.6 ± 5.9 mm]

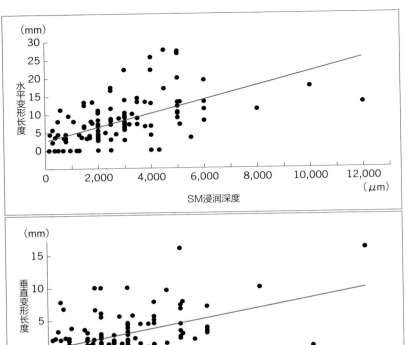

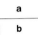

图2 灌肠造影检查的侧面变形长度与SM浸润深度的关系
a 水平变形长度与SM浸润深度的相关性。$y = 0.0019x \times 2.51$，相关系数 $r = 0.6657$，$P < 0.01$，呈中度显著的正相关
b 垂直变形长度与SM浸润深度的相关性。$y = 0.00077x \times 0.65$，相关系数 $r = 0.5197$，$P < 0.01$，呈中度显著的正相关

（$P < 0.05$）。在肿瘤直径（< 20 mm vs ≥ 20 mm）、病变部位（右侧大肠vs左侧大肠）、组织学分型（tub1/tub2/pap vs por/sig/muc）、肿瘤出芽程度（1级vs 2/3级）、淋巴结转移（阳性vs阴性）等方面，水平变形长度和垂直变形长度均无显著性差异。

2. 变形长度的诊断能力

　　SM浸润深度与水平变形长度和垂直变形长度的关系如**图2**所示。水平变形长度（$y = 0.0019x \times 2.51$，相关系数 $r = 0.6657$，$P < 0.01$）和垂直变形长度（$y = 0.00077x \times 0.65$，$r = 0.5197$，$P < 0.01$）均与SM浸润深度呈正相关。当研究根据侧面变形长度对SM浸润深度 > 1,800 μm 浸润癌的检测能力时，在将水平变形长度的临界值规定为4.5 mm的情况下，诊断能力为灵敏度84.7%，特异性77.1%，准确率82.0%，AUC = 0.834（**图3**）。同样，在将

垂直变形长度的临界值规定为0.5 mm的情况下，灵敏度为95.3%，特异性为52.1%，准确率为79.7%，AUC = 0.777。

3. 变形阳性病例和阴性病例的临床病理学表现的比较

　　当以上述的临界值作为变形的判定标准判定有无变形时，水平变形阳性为83例病变，阴性为50例病变；垂直变形阳性为104例病变，阴性为29例病变。变形的有无和临床病理学表现的关系如**表2**所示。水平变形阳性病变与阴性病变相比隆起型病变（63.9% vs 30.0%）多，淋巴管浸润阳性（24.1% vs 8.0%）和静脉浸润阳性（25.3% vs 8.0%）的比例高（$P < 0.05$）。另外，水平变形［阳性病变（3,369 ± 1,911）μm vs 阴性病变（1,278 ± 1,223）μm］和垂直变形［（3,042 ± 1,913）μm vs（937 ± 1,064）μm］均为阳性病变的SM浸润深度较长（$P < 0.05$）。

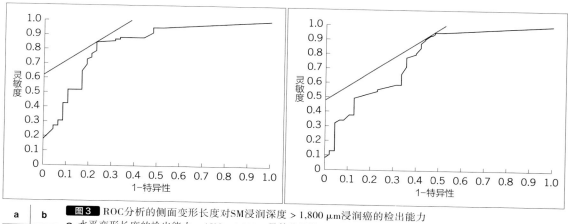

图3 ROC分析的侧面变形长度对SM浸润深度 > 1,800 μm浸润癌的检出能力
a 水平变形长度的检出能力。AUC = 0.834，最佳临界值4.5 mm，灵敏度84.7%，特异性77.1%，准确率82.0%
b 垂直变形长度的检出能力。AUC = 0.777，最佳临界值0.5 mm，灵敏度95.3%，特异性52.1%，准确率79.7%

表2 变形阳性病例和变形阴性病例的临床病理学表现的比较

	水平变形阳性 （83例）	水平变形阴性 （50例）	P值	垂直变形阳性 （104例）	垂直变形阴性 （29例）	P值
平均瘤径 ± 标准偏差	（19.5 ± 13.9）mm	（22.3 ± 17.0）mm	n.s.	（19.4 ± 13.6）mm	（24.5 ± 19.7）mm	n.s.
病变部位						
右侧大肠	20（24.1%）	14（28.0%）	n.s.	27（26.0%）	7（24.1%）	n.s.
左侧大肠	63（75.9%）	36（72.0%）		77（74.0%）	22（75.9%）	
肉眼分型						
隆起型	53（63.9%）	15（30.0%）	<0.05	58（55.8%）	10（34.5%）	n.s.
表面型	30（36.1%）	35（70.0%）		46（44.2%）	19（65.5%）	
组织学分型						
tub1/tub2/pap	82（98.8%）	50（100%）	n.s.	103（99.0%）	29（100%）	n.s.
por/sig/muc	1（1.2%）	0（0%）		1（1.0%）	0（0%）	
平均SM浸润深度 ± 标准偏差	（3,369 ± 1,911）μm	（1,278 ± 1,223）μm	<0.05	（3,042 ± 1,913）μm	（937 ± 1,064）μm	<0.05
淋巴管浸润						
阳性	20（24.1%）	4（8.0%）	<0.05	22（21.2%）	2（6.9%）	n.s.
阴性	63（75.9%）	46（92.0%）		82（78.9%）	27（93.1%）	
静脉浸润						
阳性	21（25.3%）	4（8.0%）	<0.05	22（21.2%）	3（10.3%）	n.s.
阴性	62（74.7%）	46（92.0%）		82（78.9%）	26（89.7%）	
肿瘤出芽						
1级	73（88.0%）	46（92.0%）	n.s.	92（88.5%）	27（93.1%）	n.s.
2/3级	10（12.0%）	4（8.0%）		12（11.5%）	2（6.9%）	
淋巴结转移（外科的切除例）						
阳性	5（6.6%）	4（14.3%）	n.s.	8（9.0%）	1（6.7%）	n.s.
阴性	71（93.4%）	24（85.7%）		81（91.0%）	14（93.3%）	

n.s.：无显著性差异。

表3 水平变形和垂直变形对SM浸润深度＞1,800 μm 浸润癌的诊断能力的比较（133例病变）

		垂直变形	
		阳性	阴性
水平变形	阳性	83	0
	阴性	21	29
χ^2		19.05	
P值		<0.05	

但在肿瘤直径、病变部位、组织学分型、肿瘤出芽、淋巴结转移（外科切除病例）方面，变形阳性病例和阴性病例均无显著性差异。最后，当就垂直变形和水平变形的关系比较两种变形的分布时，发现垂直变形的判定和水平变形的判定之间有显著性差异（$P < 0.05$，**表3**）。

4. 变形长度的实测例子

[**病例1**] 水平变形长度 9 mm，垂直变形长度 3.8 mm（**图4**）。

为靠近横结肠脾曲部的广基性隆起型病变，表面伴有凹陷及凹陷内隆起。见有侧面变形，变形长度为水平变形长度 9 mm，垂直变形长度 3.8 mm。病理诊断为：中分化型腺癌（moderately differentiated adenocarcinoma），SM 3,000 μm，Ly1，V0，肿瘤出芽 1 级，N0。两种变形长度均对诊断有用。

[**病例2**] 水平变形长度 9.5 mm，垂直变形长度 3.8 mm（**图5**）。

为直肠下段（Rb）的广基性隆起型病变，为隆起上有高度差的病变，并见有紧满感。见有侧面变形，变形长度为水平变形长度 9.5 mm，垂直变形长度 3.8 mm。病理诊断为：中分化型腺癌（moderately differentiated adenocarcinoma），SM 900 μm，Ly0，V0，肿瘤出芽 1 级。为 X 线诊断困难的病例。

[**病例3**] 水平变形长度 4.4 mm，垂直变形长度 0.6 mm（**图6**）。

为靠近横结肠脾曲部的表面隆起型病变，表面见有凹陷，并伴有凹陷内隆起。见有侧面变形，变形长度为水平变形长度 4.4 mm，垂直变形长度 0.6 mm。病理诊断为：高分化型腺癌（well differentiated adenocarcinoma），SM 1,300 μm，Ly0，V0，肿瘤出芽 1 级。水平变形长度对诊断有用。

讨论

在大肠 T1 癌淋巴结转移的风险因素中，通过治疗前的影像学诊断可以预测 SM 浸润深度。因此，人们研究了提示 SM 浸润深度 1,000 μm 以上的 BE 表现和内镜表现。据报道，作为提示 SM 浸润深度 1,000 μm 以上的 BE 表现，有皱襞集中、侧面变形、中心凹陷、深凹陷、凹陷底部不规则等。在这些表现中，侧面变形是在使肠管充分伸展的状态下，从侧面拍摄肿瘤时见有的消化道管壁的变形，是在内镜检查中无法得到的表现。这种侧面变形是由于肿瘤本身或纤维化导致在肿瘤部和非肿瘤部产生伸展性的差异而被扫查出来的，据报道，其与肿瘤的浸润程度相关。然而，迄今为止很少有关于侧面变形长度与 SM 浸润深度之间关系的报道。

横山等报道，测定了 BE 的变形宽度和变形高度，晚期癌与 SM 癌相比，变形宽度和变形高度都更长。在本研究中也一样，当将侧面变形细分为水平变形和垂直变形后进行研究时，发现这两种变形长度与 SM 浸润深度之间存在显著的正相关。另外，隆起型病变和静脉浸润阳性病变比表面型病变和静脉浸润阴性病变的变形长度都更长，并且淋巴管浸润阳性病变比阴性病变的水平变形长度更长。在这次的研究对象中，虽然未能事先将组织病理学表现定量化，只能进行推测，但认为垂直变形可以反映癌浸润和纤维化的垂直距离，水平变形可能与癌浸润和纤维化的体积相关。另一方面，虽然隆起型病变的垂直变形长度和水平变形长度都比表面型病变更长，但认为这可能是由于隆起型病变的平均 SM 浸润深度比表面型病变更长的缘故。也就是说，根据本研究的结果，笔者认为病变的肉眼分型对侧面变形的判定没有太大影响。

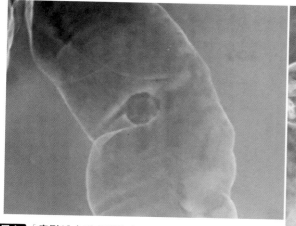
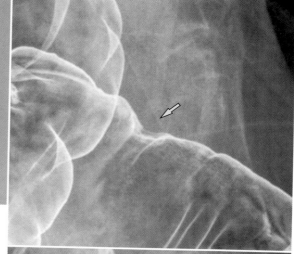

图4 ［病例1］水平变形长度9 mm、垂直变形长度3.8 mm 的大肠癌的影像学表现和组织病理学表现

a 灌肠X线造影像（正面像）。在靠近横结肠的脾曲处见有透亮征。可以辨识在表面有钡斑，而且在其内部有透亮征，在周围有平坦的隆起，内部有凹陷，而且凹陷内部有更高的隆起形成的病变

b 灌肠X线造影影像（侧面像）。见有明显的侧面变形（黄色箭头所指）

c b的放大像。当测量变形距离时，水平变形长度为9 mm（黑色箭头所指），垂直变形长度为3.8 mm（红色箭头所指）

d 内镜像（喷洒色素像）。为横跨皱襞，不用管子按压时就难以观察到的病变。为广基性隆起型病变，通过喷洒色素，凹陷的存在变得明显，并见有凹陷内隆起

e 组织病理像（HE染色微距像）。施行了外科切除，肿瘤直径为9 mm，中分化型腺癌破坏黏膜肌层并向黏膜下层浸润。病理学诊断为：中分化型腺癌（moderately differentiated adenocarcinoma），SM 3,000 μm，Ly1，V0，肿瘤出芽1级，N0

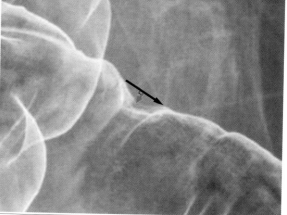

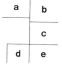

a	b
	c
d	e

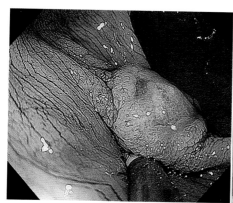
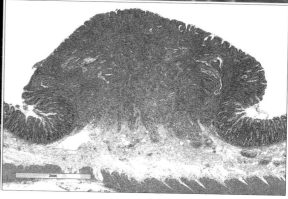

　　Watari 等报道，作为 BE 对 1,000 μm 以上的浸润深度的诊断能力，如果见有皱襞集中、侧面的弧状变形、深凹陷、凹陷底部不规则中的 1 种以上表现，其准确率为 85%。此外，久部等报道，将弧形明显的硬化征、肿瘤周围的透亮征、皱襞集中征定义为伸展不良表现，根据伸展不良表现的 SM 浸润深度 1,000 μm 以上的准确率在隆起型中为 82.0%、在表面型中为

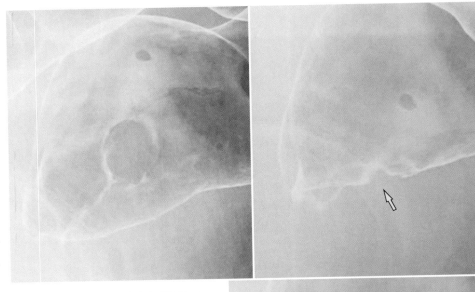

a	b
	c
d	e

图5 ［病例2］水平变形长度9.5 mm、垂直变形长度3.8 mm 的直肠癌的影像学表现和组织病理学表现

a 灌肠X线造影像（正面像）。在Rb见有透亮征。在隆起的表面未见明显的钡斑等

b 灌肠X线造影影像（侧面像）。见有明显的侧面变形（黄色箭头所指）

c b的放大像。当测量变形距离时，水平变形长度为9.5 mm（黑色箭头所指），垂直变形长度为3.8 mm（红色箭头所指）

d 内镜像（喷洒色素像）。见有广基性隆起型病变，在表面没有凹陷，但为在隆起上有高度差的病变，并见有紧满感

e 组织病理像（HE染色微距像）。施行了ESD，肿瘤直径为20 mm，在保持黏膜肌层的状态下，中分化型腺癌浸润至SM浅层。病理学诊断为：中分化型腺癌（moderately differentiated adenocarcinoma），SM 900 μm，Ly0，V0，肿瘤出芽1级

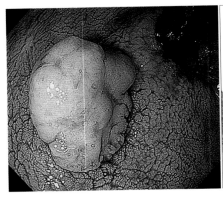

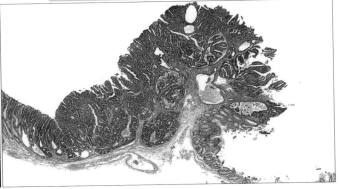

78.8%。另一方面，齐藤等报道，研究了对 SM 浸润深度 1,000 μm 以上的诊断有用的 BE 表现对 4,000 μm 以上的浸润深度的诊断能力，准确率仅为 48%。

如上所述，过去的 BE 表现的分析是着眼于区分 SM 浸润深度 1,000 μm 以上和 1,000 μm 以下。因此，在本研究中着眼于 SM 浸润深度 1,800 μm，计算出了变形长度的临界值。其结

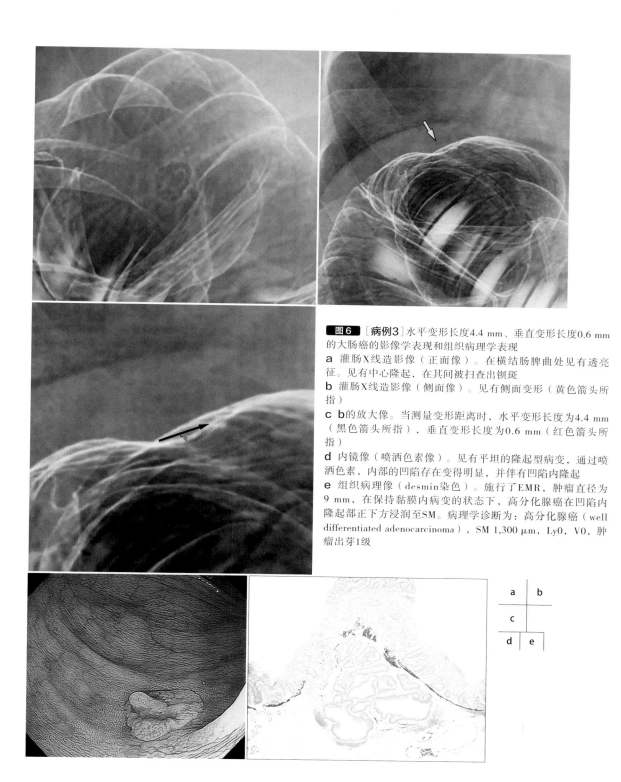

图6 ［病例3］水平变形长度4.4 mm、垂直变形长度0.6 mm的大肠癌的影像学表现和组织病理学表现

a 灌肠X线造影像（正面像）。在横结肠脾曲处见有透亮征。见有中心隆起，在其间被扫查出钡斑

b 灌肠X线造影像（侧面像）。见有侧面变形（黄色箭头所指）

c b的放大像。当测量变形距离时，水平变形长度为4.4 mm（黑色箭头所指），垂直变形长度为0.6 mm（红色箭头所指）

d 内镜像（喷洒色素像）。见有平坦的隆起型病变，通过喷洒色素，内部的凹陷存在变得明显，并伴有凹陷内隆起

e 组织病理像（desmin染色）。施行了EMR，肿瘤直径为9 mm，在保持黏膜内病变的状态下，高分化腺癌在凹陷内隆起部正下方浸润至SM。病理学诊断为：高分化腺癌（well differentiated adenocarcinoma），SM 1,300 μm，Ly0、V0、肿瘤出芽1级

a	b
c	
d	e

果，作为临界值得到了水平变形 4.5 mm 和垂直变形 0.5 mm 的数值，准确率分别为 82.0% 和 79.7%。另外，由于这两种变形的诊断没有明显的相关性，提示有可能成为各自独立的诊断指标。其中，水平变形阳性病变与阴性病变相比，淋巴管浸润及静脉浸润阳性病变的比例更

高，提示 4.5 mm 以内的水平变形有可能是允许内镜治疗的因素之一。

近年来，散见有将 BE 的侧面变形应用于 CT 结肠镜（CT colonography，CTC）的虚拟灌肠成像——空气对比灌肠三维 CT 成像（three-dimensional CT air-contrast enema image，CT enema）的报道。另外，采用人工智能（artificial intelligence，AI）的计算机诊断辅助系统（computer-aided detection，CAD）的 CTC 图像诊断的研究开发也受到人们的关注。其中，Kayashima 等正在尝试对 CT-enema 的侧面变形进行再分类。根据其报道，将侧面变形分类为无变形、肠管长轴方向 10 mm 以下的变形、10 mm 以上的变形且变形的凸起角度 90° 以下、10 mm 以上的变形且角度 90° 以上、双侧性的变形、闭塞这 6 个阶段，前 3 种分别相当于黏膜内、黏膜下层、肌层的肿瘤浸润深度，后 3 种中的无论哪一种都相当于深于浆膜下层的肿瘤浸润深度。另一方面，Miyasaka 等报道，着眼于肠管短轴方向的变形，与黏膜内癌相比，T1 癌的变形的比率显著增高。笔者认为，像这样熟知 BE 表现，通过 AI 深度学习这些 BE 表现，可以提高 CAD 联合 CTC 的 T1 癌诊断的精度，进而扩大内镜治疗的适应证。

结语

本文研究了 BE 的侧面变形与 SM 浸润深度的关系。BE 的侧面变形长度与 SM 浸润深度呈正相关。另外，通过变形长度有可能预测脉管浸润，这提示了扩大内镜治疗适应证的可能性。推测 BE 的侧面变形长度也会有助于决定治疗方案。

参考文献

[1]Fujiya M, Tanaka K, Dokoshi T, et al. Efficacy and adverse events of EMR and endoscopic submucosal dissection for the treatment of colon neoplasms: a meta-analysis of studies comparing EMR and endoscopic submucosal dissection. Gastrointest Endosc　81: 583–595, 2015.

[2]Watanabe D, Toyonaga T, Ooi M, et al. Clinical outcomes of deep invasive submucosal colorectal cancer after ESD. Surg Endosc　32: 2123–2130, 2018.

[3]Nakadoi K, Tanaka S, Kanao H, et al. Management of T1 colorectal carcinoma with special reference to criteria for curative endoscopic resection. J Gastroenterol Hepatol　27: 1057–1062, 2012.

[4]Bosch SL, Teerenstra S, de Wilt JHW, et al. Predicting lymph node metastasis in pT1 colorectal cancer: a systematic review of risk factors providing rationale for therapy decisions. Endoscopy　45: 827–834, 2013.

[5]Kawachi H, Eishi Y, Ueno H, et al. A three-tier classification system based on the depth of submucosal invasion and budding/sprouting can improve the treatment strategy for T1 colorectal cancer: a retrospective multicenter study. Mod Pathol　28: 872–879, 2015.

[6]Yasue C, Chino A, Takamatsu M, et al. Pathological risk factors and predictive endoscopic factors for lymph node metastasis of T1 colorectal cancer: a single-center study of 846 lesions. J Gastroenterol　54: 708–717, 2019.

[7]Hashiguchi Y, Muro K, Saito Y, et al. Japanese Society for Cancer of the Colon and Rectum（JSCCR）guidelines 2019 for the treatment of colorectal cancer. Int J Clin Oncol　25: 1–42, 2020.

[8]Japanese Society for Cancer of the Colon and Rectum（ed）. Japanese classification of colorectal, appendiceal, and anal carcinoma. 3rd English ed. J Anus Rectum Colon　3: 175–195, 2019.

[9]味岡洋一，大倉康男，池上雅博，他．早期大腸癌内視鏡治療の適応拡大—T1b癌（1000μm以深SM癌）リンパ節転移リスク層別化の検討．杉原健一，五十嵐正広，渡邉聡明，他（編）．大腸疾患NOW2016—大腸癌の診断と治療update，日本メディカルセンター，pp 63–68, 2016.

[10]Park EY, Baek DH, Lee MW, et al. Long-term outcomes of T1 colorectal cancer after endoscopic resection. J Clin Med　9: 2451, 2020.

[11]Yeh JH, Tseng CH, Huang RY, et al. Long-term outcomes of primary endoscopic resection vs surgery for t1 colorectal cancer: a systematic review and meta-analysis. Clin Gastroenterol Hepatol　18: 2813–2823, 2020.

[12]Lee KL, Chiu NC, Su CW, et al. Less barium enema, more colonoscopy: a 12-year nationwide population-based study in Taiwan. J Chin Med Assoc　82: 312–317, 2019.

[13]Watari J, Saitoh Y, Obara T, et al. Early non-polypoid colorectal cancer: radiographic diagnosis of depth of invasion. Radiology　205: 67–74, 1997.

[14]牛尾恭輔，後藤裕夫，村松幸男，他．消化管癌のX線診断における側面像の意義—二重造影像による深達度診断．胃と腸　21: 27–41, 1986.

[15]斉藤裕輔，藤谷幹浩，渡二郎，他．超音波内視鏡を用いた大腸SM癌に対する深達度診断および内視鏡治療適応拡大の可能性．胃と腸　47: 491–502, 2012.

[16]久部高司，田邊寛，青見賢明，他．完全摘除生検可能な大腸T1（SM）深部浸潤癌の術前診断—注腸X線造影．胃と腸　49: 990–1001, 2014.

[17]Matsumoto T, Esaki M, Hizawa K, et al. Accuracy of radiographic assessment for the diagnosis of invasion depth in small invasive colorectal cancer. Br J Radiol　76: 611–616, 2003.

[18]Taylor R. Interpretation of the correlation coefficient: a basic review. J Diagn Med Sonogr　6: 35–39, 1990.

[19]横山善文，伊藤誠，金森俊成，他．X線診断からみた大腸pm癌の特徴—sm癌との対比．胃と腸　27: 1269–1282, 1992.

[20]Kayashima Y, Kimura F, Inoue K, et al. Computed tomographic air-contrast enema imaging for presurgical examination of colon tumors: assessment with colon phantoms and in patients. Radiat Med 26: 6-14, 2008.

[21]Miyasaka M, Tsurumaru D, Nishimuta Y, et al. Diagnosis of early colorectal cancer invasion depth by quantitative evaluation of the basal indentation in CT colonography. Jpn J Radiol 34: 786-794, 2016.

[22]Nagata K, Endo S, Kudo SE, et al. CT air-contrast enema as a preoperative examination for colorectal cancer. Dig Surg 21: 352-358, 2004.

[23]Ren Y, Ma J, Xiong J, et al. High-performance CAD-CTC scheme using shape index, multiscale enhancement filters, and radiomic features. IEEE Trans Biomed Eng 64: 1924-1934, 2017.

[24]Ziemlewicz TJ, Kim DH, Hinshaw JL, et al. Computer-aided detection of colorectal polyps at CT colonography. Prospective clinical performance and third-party reimbursement. AJR Am J Roentgenol 208: 1244-1248, 2017.

Summary

Profile Views of Early Colorectal Cancers during Barium Enema

Keisuke Kawasaki[1,2], Takehiro Torisu[1],
Takahisa Nagahata, Motohiro Esaki[3],
Koichi Kurahara[4], Makoto Eizuka[5],
Yoshihito Tanaka, Minako Fujiwara[6,7],
Shinichiro Kawatoko[1,7], Yumi Oshiro[8],
Yuichi Hara[4], Koji Ikegami,
Shun Yamada[2], Kyohei Sugai,
Yosuke Toya, Junji Umeno[1],
Tomohiko Moriyama[1,9], Tamotsu Sugai[5],
Takayuki Matsumoto[2]

Objective: This study aimed to evaluate the association between profile views during BE (barium enema) and depth of SM (submucosal) invasion in early CRC (colorectal cancer) in T1 stage.

Methods: We retrospectively enrolled patients with endoscopically or surgically resected CRCs with SM invasion, evaluated using BE in the past 10 years. We measured the horizontal and vertical widths of the deformity under profile view of BE at the site of the CRC and calculated the most appropriate cutoff values for discriminating SM invasion depth of $>1,800\mu m$ from that of $<1,800\mu m$.

Results: In 133 T1 CRCs, the horizontal deformity width (r=0.6657, $P<0.01$) and vertical deformity width (r= 0.5197, $P<0.01$) showed moderate correlations with the depth of SM invasion. In order to predict the SM invasion depth of $>1,800\mu m$, the most appropriate cutoff value of the horizontal deformity width was 4.5mm with an accuracy of 82.0%, whereas that of the vertical deformity width was 0.5mm with an accuracy of 79.7%. Lymphovascular invasion was more common in CRCs with a horizontal width deformity of $>4.5mm$ than in those with a deformity of $<4.5mm$ ($P<0.05$).

Conclusions: The horizontal and vertical widths of the deformity on profile view during BE may be useful for predicting the SM invasion depth.

[1]Department of Medicine and Clinical Science, Graduate School of Medical Sciences, Kyushu University, Fukuoka, Japan.

[2]Division of Gastroenterology, Department of Internal Medicine, Iwate Medical University, Yahaba, Japan.

[3]Division of Gastroenterology, Department of Internal Medicine, Faculty of Medicine, Saga University, Saga, Japan.

[4]Division of Gastroenterology, Matsuyama Red Cross Hospital, Matsuyama, Japan.

[5]Department of Diagnostic Pathology, Iwate Medical University, Yahaba, Japan.

[6]Department of Pathology, National Hospital Organization Kyushu Medical Center, Fukuoka, Japan.

[7]Department of Anatomic Pathology, Graduate School of Medical Sciences, Kyushu University, Fukuoka, Japan.

[8]Department of Pathology, Matsuyama Red Cross Hospital, Matsuyama, Japan.

[9]International Medical Department, Kyushu University Hospital, Fukuoka, Japan.

为了一次性完全切除大肠 T1b 癌所需的内镜切除技术

丰永 高史 [1]
阪口 博哉 [2]
池泽 伸明
中野 佳子
田中 心和
石田 司
阿部 洋文
吉崎 哲也
鹰尾 俊达
森田 圭纪
马场 慎一 [3]
泷原 浩守
西野 荣世 [4]
横崎 宏 [5]
儿玉 裕三 [2]

摘要●除了内镜下黏膜剥离术（ESD）技术的进步以外，由于老龄化和并存疾病的存在，施行对于大肠cT1b癌具有诊断性切除意义的ESD的比率也在增加。尤其是在直肠癌中这种趋势更加明显，而为了决定是否需要追加手术，需要正确判定浸润深度、有无脉管浸润、组织学分型、肿瘤出芽程度（budding Grade）。但是，T1b癌有时在黏膜下层伴有高度的纤维化和肌层牵拉征（MR sign），不仅技术上困难，而且剥离过程中损伤上述重要转移风险因素的可能性很大。笔者等通过引入口袋法（PCM）和根据食管的POEM/POET的经验，设计出了环形切开呈肌层牵拉征周围的内括约肌，在内括约肌和外纵肌之间分离的经肛内镜下肌切除术（PAEM）。通过连同内括约肌一起切除，有可能确实得到包括黏膜下层全层的切除标本。虽然可以说是确立了通过PAEM一次性完整切除直肠下段（Rb）的T1b癌的内镜切除技术，但认为T2癌的正确诊断等是今后的研究课题。

关键词　大肠 T1b 癌　肌层牵拉征（MR sign）内镜黏膜下剥离术（ESD）　口袋法（PCM）经肛内镜下肌切除术（PAEM）

[1] 神户大学医学部附属病院光学医疗诊疗部　〒650-0017 神户市中央区楠町7丁目5-2　E-mail : toyonaga@med.kobe-u.ac.jp
[2] 神户大学大学院医学研究科消化器内科学分野
[3] 岸和田德洲会病院消化器内科
[4] 同　病理部
[5] 神户大学大学院医学研究科病理学讲座病理学分野

前言

除了内镜下黏膜剥离术（endoscopic submucosal dissection，ESD）技术的进步外，由于老龄化和并存疾病的存在，对大肠 cT1b 癌施行 ESD 的比率也在增加。尤其是在直肠癌中，这种趋势尤为明显。据文献报道，无论有无先行的内镜治疗，长期效果是相同的，不仅是对

于拒绝手术患者的姑息性切除，近年来为了切除活检而施行 ESD 的情况也很多。

但是，为了决定是否需要追加手术，需要正确判定浸润深度、有无脉管浸润、组织学分型、肿瘤出芽程度（budding Grade）。这些项目中，在一定程度上术前可以诊断的只有浸润深度，其他的风险因素只能通过切除标本的组织病理学诊断来判定。

虽然在浸润深度方面留有进一步扩大适应证的余地，但已有人指出具有其他风险因素的病例是淋巴结转移的高危人群。为了正确判定这些风险因素，含有足够厚度的黏膜下层（理想的是含有黏膜下层全层）并且损伤和热变性少的切除标本是不可缺少的。特别是由于脉管浸润是非连续性存在的，当在浅层的剥离和过度的凝固中失去这些表现时，甚至有可能被错误地判定为治愈性切除。

另外，"对局部切除后垂直切缘阴性且高风险的直肠下段黏膜下层浸润癌（pT1 癌）的卡培他滨联合放射线疗法的单组验证性试验（JOCG1612）"已经开始了，根据其结果有可能成为新的治疗选择方案。如此，在对 T1b 癌的内镜切除扩大适应证的研究日益深入的今天，希望能够有一种安全可靠的一次性完全切除 T1b 癌的方法。

肌层牵拉征（MR sign）

通过在 ESD 方面的各种努力，即使对于大肠的 ESD 困难部位、大型病变、出血及纤维化对策等，ESD 困难病例的问题也基本得到了克服。但是，当进行剥离时，由于高度的纤维化，存在可以观察到肌层朝向病变呈帐篷状向上抬高的表现，之后的剥离极为困难且危险。

笔者等将此称为肌层牵拉征（muscle retracting sign，MR sign），在结肠中作为中止剥离的指标。其多数是由伴于黏膜下层深部浸润的结缔组织增生反应（desmoplastic reaction）所引起的，但隆起超过 30 mm 的病变的浸润深度诊断，即使进行灌肠 X 线造影检查、超声内镜检查（endoscopic ultrasonography，EUS）、放大内镜检查，在诊断上也有困难。有时即使是蠕动运动等的慢性机械性刺激也可以引起肌层牵拉征，即使是呈肌层牵拉征的病变，黏膜内病变和止于黏膜下层浅浸润的病例也只有三成左右，当把除了深部浸润以外无其他风险因素的 T1b 癌也包括在内时，如果能够确立即使是肌层牵拉征阳性的病例也可以安全、可靠地切除的方法的话，则有许多是内镜治疗的适应证病例。

口袋法（PCM）的引入和经肛内镜下肌切除术（PAEM）的开发

近年来带来巨大进步的是口袋法（pocket creation method，PCM）的开发。对于肌层牵拉征阳性病例，当采用常规的黏膜片的 ESD 步骤时，肌层被牵拉的地方就会变得不稳定，无法获得有效的视野。另一方面，由于通过 PCM 将黏膜切开控制在最小限度，深入黏膜下层，通过病变及病变周围的黏膜将黏膜下层向上吊起，因此可以对肌层施加垂直的牵拉。肌层牵拉部的操作性也很稳定，可以在良好的视野下进行精密的剥离操作。但是，高度纤维化区域的剥离并不容易，虽然可以说是接近于黏膜下层全层的剥离，但有可能切除切缘呈阳性。另外，也存在或许会损伤脉管浸润等重要表现的悬念。由于施加了非常好的牵拉，肌层张开的情况较多，在结肠中也会发生不能保证安全性的情况。当然，在结肠的手术侵袭和功能预后方面的问题也比较少，因此不必勉强，在陷入这种状况的情况下，采取关闭切入口结束治疗的策略也是可以接受的。但是，在直肠中还存在手术的侵袭性大、术后的功能预后差等问题，有不少拒绝接受手术的患者。另一方面，由于内镜的操作性良好，内腔较大，肌层也较厚，因此内镜切除的安全性较高。可以说，对于直肠病变处于一种更积极地追求内镜下一次性完全切除的状况。

直肠下段（Rb）的内括约肌纤维束之间比较稀疏，也有时稍不注意就错误地剥离了肌层间。但由于在其下方存在纵行肌，所以在腹膜翻转部以下也不至于造成游离的穿孔。笔者等通过上述的 PCM 的导入和根据食管的经口内镜肌切除术（per oral endoscopic myotomy，POEM）/POET（per oral endoscopic tumor resection）的经验，设计出了环形切开呈肌层牵拉征周围的内括约肌，在内括约肌和外纵肌之间分离的经肛内镜下肌切除术（per anal endoscopic myectomy，PAEM）。从技术上看，在肌层间剥离比剥离牢固的纤维化区域更容易，也更容易保证垂直切缘阴性。庆幸的是，未见明显的并发症，近年来对于有可能伴有肌层牵拉征的存在高度纤维化的病变，采取以 PCM 开始，在能够确保剥离空间的情况下施行 ESD；在无法确认被牵拉的肌层顶部的情况下，过渡到 PAEM 的策略。下面介绍 PCM、PAEM 的具体方法及其应用。

PCM的实际应用

　　具有粗大结节、可能伴有肌层牵拉征的病变从 PCM 开始（**图1**）。首先，一边剥离纤维化比较少的黏膜下层，一边扩大口袋。当使纤维化区域露出来以后，靠近仔细观察肌纤维束和黏膜下层的纤维化之间的边界。在展开不充分的情况下也考虑安装 ST hood。此时，利用内镜的低倍放大功能对准焦点，当用来自手术刀的送水仔细地局部注射至黏膜下层时，边界就会变得清晰。即使得不到隆起，只要能辨识边界就足够了。即使肌层受到牵拉，只要其顶部向上凸出就可以剥离。在观察刀尖的同时，以与肌层和黏膜下层纤维之间的边界接触或不接触的距离感瞬间通电，就可以进行点状剥离。在适当地追加送水的同时再次确认边界，一点一点地放电时，就可以进行极正确的剥离。这就是所谓的叩击法（tapping technique）。

　　如果是直肠，将肌层表层剥离开以后，也可以将黏膜下层全层包括在切除标本中。由于 Flush 刀 BT 样的球状电极，不管刀的插入角度如何，都能引起稳定的放电，因此特别适合于叩击法。对于叩击法来说，看清楚放电是必需的，但如果在受到肌层斜坡的阻碍而难以接近的情况下或者使用 ST hood 时，需要将护具稍微伸长，有时刀前端的可视性会变差。这时使用 2 mm 的刀就能看清。关于剥离效果方面，通过将 Swift 凝固、dryCUT 以及 endoCUT 等模式依次转换为切开系统，可实现任意处理。笔

者等为了在紧急情况下止血，经常在凝固（蓝色）踏板上配置 Forced 凝固，在因高度纤维化而需要切割时踩切开（黄色）踏板来应对。在只使用凝固模式来应对纤维化区域时，由于电压过高，狭小的黏膜下层损伤及碳化现象会变得非常明显，因此需要注意。

　　在黏膜切开时采用 endoCUT I、E1、D3 模式，而在过渡到剥离时改为 D2 模式，抑制 endoCUT 所引起的突发性剥离。此外，在进行细微剥离的情况下，将切开时间缩短为 D1 模式；在希望切割更锋利的情况和脂肪较多难以剥离的情况下，将切开时间延长为 D2 → D3 → D4 模式。另外，没有用 Flush 刀 BT/endoCUT I、D4 不能切开 / 剥离的组织。另一方面，在肌层的边界保持向下凸出的状态下没有迎来拐点而在朝向病变内的情况下则无法剥离。如果是结肠就中止，如果是直肠就考虑过渡到 PAEM。另外，由于 PCM 所致的强有力的牵拉，肌层有时会张开。在结肠发生肌层撕裂伤之前，必须做出中止的判断。即使是在能切除的情况下，为了以防万一，也要在溃疡底部用双层缝合技术（double layered suturing technique，DLS）进行完全缝合。

PAEM的方法和切除深度

1. 选择性肌层切除（图2）

　　对于怀疑伴有深部浸润和肌层牵拉征的存在高度纤维化的病例从 PCM 开始着手。根据病变的大小和状况可以扩大口袋的入口，也就是所谓的桥形成法（bridge formation method）。在完全没有问题可以直接剥离的情况下，就这样以 PCM 结束；但在直肠下段见有高度纤维化和肌层牵拉征的情况下，则需考虑过渡到 PAEM。即使在肌层正上方可以剥离的情况下，如果高度怀疑有深部浸润，有时也可以选择 PAEM。首先，按照双通道的要领尽可能地剥离纤维化、怀疑深度浸润区域的周围。这时，重要的是通过反转操作从口侧也制作口袋，使进行全周性肌层切除的区域暴露出来。

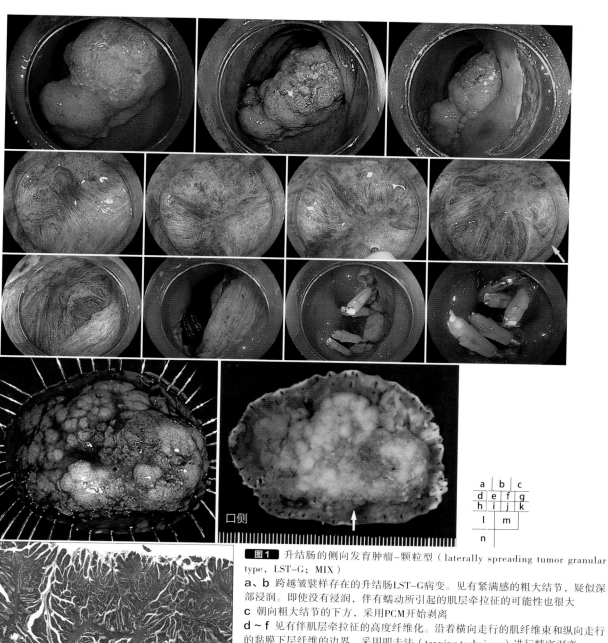

图1 升结肠的侧向发育肿瘤-颗粒型（laterally spreading tumor granular type，LST-G；MIX）

a、b 跨越皱襞样存在的升结肠LST-G病变。见有紧满感的粗大结节，疑似深部浸润。即使没有浸润，伴有蠕动所引起的肌层牵拉征的可能性也很大

c 朝向粗大结节的下方，采用PCM开始剥离

d～f 见有伴肌层牵拉征的高度纤维化。沿着横向走行的肌纤维束和纵向走行的黏膜下层纤维的边界，采用叩击法（tapping technique）进行精密剥离

g 由于PCM的牵拉，肌层张开（黄色箭头所指）

h 结束了高度纤维化区域剥离的状态

i 切除后

j、k 为了预防迟发性穿孔，采用双层缝合技术（DLS）完全缝合溃疡底部。用金属夹夹住肌层（**j**），为了夹住翻转的肌层和黏膜，在肌层的金属夹之间施行了夹闭（**k**）

l、m 切除标本

n 组织病理学诊断为：55 mm×33 mm/66 mm×43 mm，carcinoma（pap/tub1）with adenoma，pT1b（4,500 μm），INFb，Ly0（D2-40染色），V0［弹性纤维-范吉森染色（elastia-van Gieson，EVG）］，BD1，pHM0，pVM0，pER0

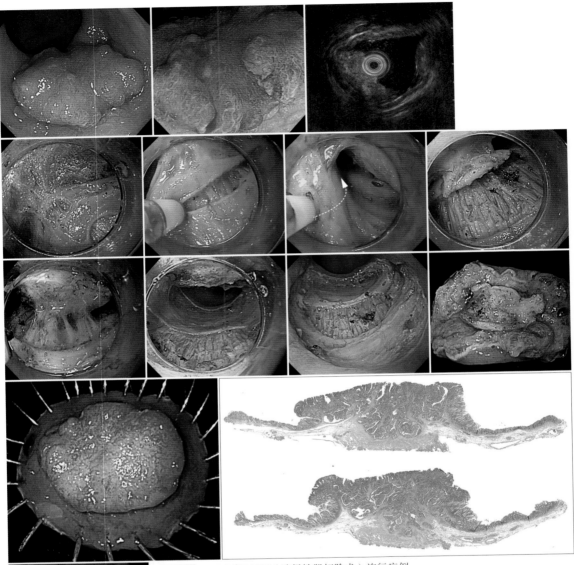

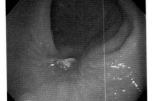

a	b	c
d	e	f	g
h	i	j	k
l	m
n	

图2 Rb T1b癌PAEM（选择性肌切除术）施行病例

a Rb的0- I s型病变

b 结晶紫染色像。V₁型高度不整小凹结构（pit pattern）

c EUS像。在病变中央怀疑有深部浸润，与肌层相连续

d 当采用PCM开始剥离时，见有黏膜下层的纤维化和肌层牵拉征。稀疏的内括约肌张开

e 避开肌层牵拉征区域形成双通道，首先施行了内括约肌的横向切开

f，g 施行口侧的横向切开，在肌层牵拉征区域的侧方纵向切开内括约肌（f，白色箭头所指），环形切开内括约肌

h，i 在内括约肌和外纵肌之间切离。通过使黏膜残存张力，施加垂直方向的反向牵拉

j 切除后的状态。内括约肌被切除的区域清晰可见

k 切除标本的背面

l 切除标本的表面

m 组织病理像。病变和内括约肌一起被切除了。组织病理学诊断为：tub1，pT1b（4,350 μm），Ly0（D2-40），V1（EVG），BD1，pHM0，pVM0，pER0

n 1个月后的内镜像

内括约肌的切开。首先从内括约肌稀疏的地方横向切开时，应该能确认正下方的纵行肌。在进行内括约肌和外纵肌之间的切离之前，先进行内括约肌的纵向切开，环形切开切除肌层区域的内括约肌，这一点是非常重要的。纵向切开时，将刀插入内括约肌的下端，当使肌层向黏膜下层方向向上提拉样切开时就和 POEM 一样，容易控制切开深度。肌层切开采用 endoCUT I、E1、D2 或 D3 模式。全周性的内括约肌切开结束后，由于残存黏膜的张力可以抬高病变，因此可以看到在内外肌层间有垂直方向的良好的牵拉。为了慎重起见，不向肌层间进行局注，仅通过送水功能进行冲洗，以保持术野的清洁。内括约肌切除结束后，返回到 PCM 步骤，切开 / 修整残存黏膜以后结束切除。一般认为内括约肌缺损部的缝合不是必需的，但笔者是把内括约肌纤维束之间从一端缝合以后结束。

2. 片状肌层切除（图3）

即使是黏膜下层深层或肌层正上方可以剥离的病例，如果高度怀疑有深度浸润，一般认为应该切除黏膜下层全层。这时建议极浅地切开内括约肌，然后用叩击法将内括约肌片状切除。从组织病理学角度看，如果是包括肌层表层的切除，可以确信进行了黏膜下层全层的病理学评估。一般认为穿孔等风险也比较低，对于直肠上段（Ra）病变也有可能是可以适合 PAEM 切除的水平。

3. 非选择性肌层切除（图4）

PAEM 的基本应用是在内括约肌和外纵肌之间选择性地连同内括约肌一起切除病变。但是，如果肌层牵拉的程度严重，在呈鸡冠状或茎状的情况下，则有时难以进行选择性切除。这时，如果在环形切开内括约肌后，以切口边缘的空间为参考切除肌层，就可以尽可能地控制剥离深度。虽然也有部分全层切除的情况，但由于其宽度较窄，可用金属夹缝合来应对。

PAEM的应用

如前所述，PAEM 的技术要点之一是预先环形切开进行肌层切除区域的内括约肌。即使是在高度纤维化而内括约肌和外纵肌之间选择困难的情况下，在其周围也存在剥离黏膜下层以后能够露出内括约肌的区域。该部位的肌层是新鲜的组织，基本上可以选择性地切开内括约肌。通过采用这样的 PAEM 手法，有可能应用于对经肛内镜显微外科手术（transanal endoscopic microsurgery，TEM）后残留复发病变（图 5）和发生于术后吻合部的病变、被认为是肿瘤细胞种植的复发病变以及胃溃疡 UL 3 ~ 4 病变等肌层和黏膜下层的边界不清晰病例的内镜切除。

讨论

在 2013 年导入 PCM 之前，在见有肌层牵拉征时，能够一次性完成剥离的只有六成多。即使能切除，垂直切缘阳性病例也有 20% 左右。由于 PCM 的导入，以及针对不同病例的 PAEM 的施行，使得在直肠病变的切除效果提高到一次性切除完成率约 95%，垂直切缘阴性切除率约 90%。对于 T1b 癌的内镜切除术的要点是：采用 PCM 时应确切地看清肌层和黏膜下层之间的边界，进行正确的剥离操作；采用 PAEM 时应预先环形切开内括约肌，决定进行肌层切除的区域。无论是哪种情况，都必须对局部施加良好的反向牵引（counter traction），使 PCM 或桥形成法（bridge formation）发挥作用。另外，PAEM 的目的不在于切除肌层，其目的是在任何情况下都能安全可靠地进行包括黏膜下层全层的切除，并根据不同病例提示控制 3 种肌层切除的深度。笔者认为，即使在黏膜下层深层可以剥离，通过更积极地使用包括片状肌层切除在内的 PAEM，有可能使 T1b 癌的垂直切缘阴性率接近 100%。

问题在于，在施行了 PAEM 的病例中含有

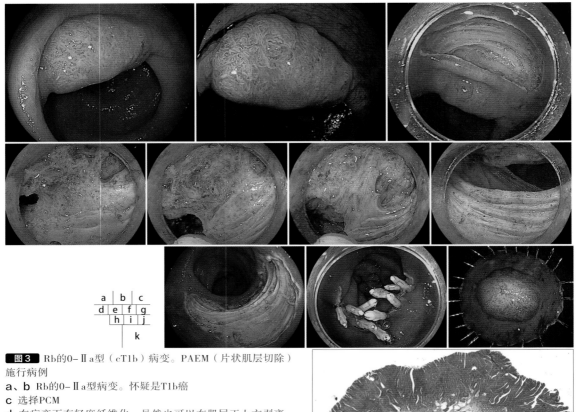

a	b	c
d	e	f	g
h	i	j
k

图3 Rb的0-Ⅱa型（cT1b）病变。PAEM（片状肌层切除）施行病例

a、b Rb的0-Ⅱa病变。怀疑是T1b癌

c 选择PCM

d 在病变下有轻度纤维化，虽然也可以在肌层正上方剥离，但有可能出现垂直切缘阳性。在纤维化区域剥离以后优先考虑口袋的延伸和双通道的形成

e～g 肌层和黏膜下层的边界略不清晰，决定采取包括内括约肌表层在内切离的方针。在稳定的视野下，利用Flush刀BTS，采用叩击法将内括约肌表层呈片状精密地切离。可以清楚地看到肌纤维束被薄薄切离的样子

h 切除后的状态

i 为了预防迟发性穿孔，并兼顾标记病变部位，采用DLS完全缝合后结束

j 切除标本。36 mm×30 mm

k 组织病理像。黏膜下层全层被切除，在最深处可以观察到一部分内括约肌。组织病理学诊断为：17 mm×13 mm，tub1，pT1b（1,800μm），INFb，Ly0（D2-40），V0（EVG），BD1，pHM0，pVM0，pER0

T2癌。虽然技术上也可以进行全层切除，有使垂直断端阴性率进一步提高的余地，但即使在施行追加CRT的前提下，也没有设想将内镜切除扩大到T2癌。笔者认为，为了避免不必要的内镜切除介入，正确地诊断T2癌是关键。

结语

可以说，一次性完全切除T1b癌的内镜切除术在Rb区域可以得到保证。虽然结肠和Ra T1b癌现在仍存在问题，但从手术侵袭和功能预后方面来看，意义重大的是挑战内镜下切除Rb T1b癌，笔者认为暂时不存在技术上的问题。

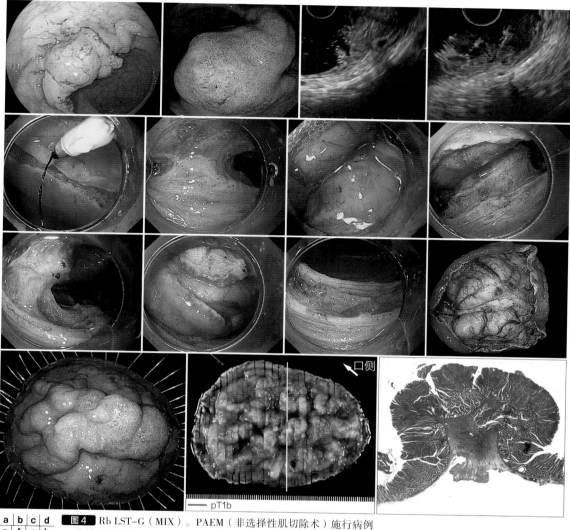

a	b	c	d
e	f	g	h
i	j	k	l
m	n	o	

图4 Rb LST-G（MIX）。PAEM（非选择性肌切除术）施行病例

a 其他医院的常规内镜像。在高皱襞上的cT1病变

b 详细检查时的窄带成像（narrow band imaging, NBI）低倍放大像

c、d 专用机型扫查的EUS像。尽管见有肌层牵拉征，但好像观察到在肌层的顶部和病变之间存在黏膜下层。诊断为T1b以内的病变。采取以PCM开始，根据情况再施行PAEM的方案

e 虽然尝试了进入肌层下方，但很困难。在病变边缘安装EndoTrac后展开

f 剥离纤维化区域周围，形成了双通道

g 鸡冠状的肌层牵拉征。由于强烈牵拉，肌层也张开了

h 内括约肌切开后

i 皱襞高，难以进行对侧的定位。像连接已切开的空间样切除肌层。外纵肌的走行不清晰

j 结束肌层切除后的状态。可以确认内括约肌的走行

k 切除后的状态。有部分近于全层切除的可能性。用金属夹缝合该部位后结束

l 切除标本的背面

m 切除标本的表面。80 mm×62 mm

n 复原图

o 组织病理像（**n**的白线部断面）。组织病理学诊断为：78 mm×55 mm，pap > tub1，pT1b（4,500 μm），INFb，Ly0（D2-40），V0（EVG），BD1，pHM0，pVM0，pER0。无深度浸润以外的转移风险因素，采取不追加治疗而随访观察的方针。2年内无残余复发转移，随访中

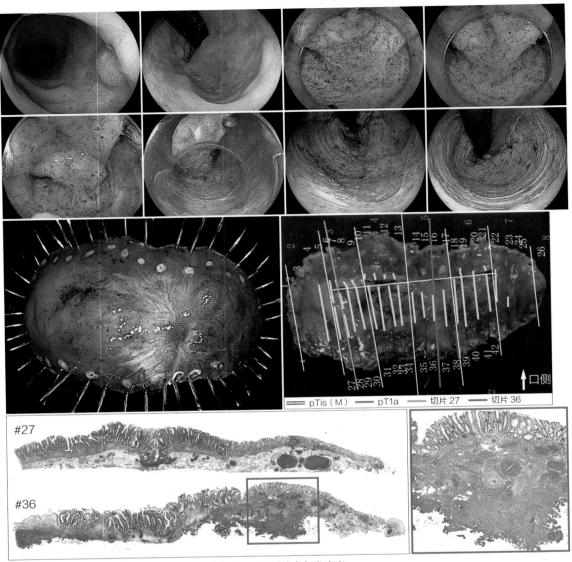

a	b	c	d
e	f	g	h
i		j	
k		l	

图5 Rb经肛内镜显微外科手术（TEM）后残余复发病变

a 在TEM后瘢痕的前壁侧残存在隆起型病变

b 在瘢痕的后壁侧也存在平坦隆起型病变

c 在反转观察下露出瘢痕部。由于无法识别肌层和黏膜下层的边界，决定了采取PAEM的方案

d 在瘢痕周围口侧半周性切开内括约肌时

e~g 像连接切开的深度一样完成了切除

h 切除后的状态

i 新鲜切除标本。62 mm × 34 mm

j 复原图

k 组织病理像（j的27和36断面的切片）。组织病理学诊断为：56 mm × 21 mm，tub1 > pap，pT1a（SM 160 μm），Ly0（D2-40），V0（EVG），BD1，pHM0，pVM0

l 施行PAEM区域（k的绿框部）的放大像

今后的问题大概是关于仅有深部浸润风险病变的适应证扩大、对于内镜局部切除后的高风险Rb 黏膜下层浸润癌（pT1 癌）是否采用 CRT 治疗，以及对 T2 癌的正确的术前浸润深度诊断法的确立等。希望能够通过解决这些问题，Rb T1b 癌的微创治疗得以广泛施行，给患者带来福音的日子早日到来。

参考文献

[1]Belderbos TDG, van Erming FN, de Hingh IHJT, et al. Long-term recurrence-free survival after standard endoscopic resection versus surgical resection of submucosal invasive colorectal cancer: a population-based study. Clin Gastroenterol Hepatol 15: 403–411, 2017.

[2]Tamaru Y, Oka S, Tanaka S, et al. Long-term outcomes after treatment for T1 colorectal carcinoma: a multicenter retrospective cohort study of Hiroshima GI endoscopy research group. J Gastroenterol 52: 1169–1179, 2017.

[3]Watanabe D, Toyonaga T, Ooi M, et al. Clinical outcomes of deep invasive submucosal colorectal cancer after ESD. Surg Endosc 32: 2123–2130, 2018.

[4]大腸癌研究会（編）. 大腸癌治療ガイドライン医師用, 2019年版. 金原出版, 2019.

[5]Yoshii S, Nojima M, Nosho K, et al. Factors associated with risk for colorectal cancer recurrence after endoscopic resection of T1 tumors. Clin Gastroenterol Hepatol 12: 292–302, 2014.

[6]味岡洋一, 大蔵康男, 池上正博, 他. 早期大腸癌の内視鏡治療の適応拡大（1）T1b癌（1,000μm以深SM癌）リンパ節転移リスク層別化の検討. 杉原健一, 五十嵐正広, 渡邉聡明, 他（編）. 大腸疾患NOW 2016. 日本メディカルセンター, pp 63–68, 2016.

[7]Toyonaga T, Man-I M, Ivanov D, et al. The results and limitations of endoscopic submucosal dissection for colorectal tumors. Acta Chir Iugosl 55: 17–23, 2008.

[8]Ikehara H, Saito I, Matsuda T, et al. Diagnosis of depth of invasion for early colorectal cancer using magnifying colonoscopy. J Gastroenterol Hepatol 25: 905–912, 2010.

[9]Toyonaga T, Tanaka S, Man-I M, et al. Clinical significance of the muscle-retracting sign during colorectal endoscopic submucosal dissection. Endosc Int Open 3; E246–251, 2015.

[10]Hayashi Y, Sunada K, Takahashi H, et al. Pocket-creation method of endoscopic submucosal dissection to achieve en bloc resection of giant colorectal subpedunculated neoplastic lesions. Endoscopy 46: E421–422, 2014.

[11]Yamashina T, Nemoto D, Hayashi Y, et al. Prospective randomized trial comparing the pocket-creation method and conventional method of colorectal endoscopic submucosal dissection. Gastrointest Endosc 92: 368–379, 2020.

[12]Tanaka S, Toyonaga T, Kawara F, et al. Peroral endoscopic myotomy using FlushKnife-BT: a single-center series. Endosc Int Open 5: E663–669, 2017.

[13]Rahni DO, Toyonaga T, Ohara Y, et al. First reported case of per anal endoscopic myectomy（PAEM）: a novel endoscopic technique for resection of lesions with severe fibrosis in the rectum. Endosc Int Open 5: E146–150, 2017.

[14]Toyonaga T, Ohara Y, Baba S, et al. Peranal endoscopic myectomy（PAEM）for rectal lesions with severe fibrosis

and exhibiting the muscle-retracting sign. Endoscopy 50: 813–817, 2018.

[15]豊永高史. 大腸治療—ESD（先端系）. 胃と腸 56: 762–765, 2021.

[16]豊永高史. 第3章治療手技のコツと設定例—Endoscopic Submucosal Dissection（ESD）: ⑨FlushKnife BT–S/N–S. 矢作直久（編）. 消化器内視鏡治療における高周波発生装置の使い方と注意点, 改訂第3版. 日本メディカルセンター, pp 138–145, 2020.

[17]Tanaka S, Toyonaga T, Obata D, et al. Endoscopic double-layered suturing: a novel technique for closure of large mucosal defects after endoscopic mucosal resection（EMR）or endoscopic submucosal dissection（ESD）. Endoscopy 44: E153–154, 2012.

[18]櫻井達也, 工藤進英, 林武雅. 大腸ESDにおけるBridge formation methodの手技及び治療成績の検討. Gastroenterol Endosc 62（Suppl 1）: 1057, 2020.

[19]近畿内視鏡治療研究会（編）. 近畿Live Endoscopy 2017–2018［DVD付］. 金原出版, 2020.

[20]Ikezawa N, Toyonaga T, Tanaka S, et al. Feasibility and safety of endoscopic submucosal dissection for recurrent rectal lesions that after transanal endoscopic microsurgery: a case series. Digestion 102: 446–452, 2021.

[21]Krutsri C, Toyonaga T, Ishida T, et al. Feasibility of endoscopic submucosal dissection of lesions at anastomosis site post-colorectal surgery: a case series. Endocs Int Open 7: E949–954, 2019.

[22]Nakano Y, Toyonaga T, Nishino E, et al. Recurrence of adenoma after curative endoscopic submucosal dissection for a rectal intramucosal adenocarcinoma in adenoma. Endosc Int Open 7: E621–624, 2019.

[23]豊永高史, 石田司, 鷹尾俊達, 他. エキスパートへの道—上部消化管 胃: 病変内に線維化を伴うESDのコツ. 消内視鏡 31: 80–84, 2019.

[24]阪口博哉, 豊永高史, 児玉裕三. MR signを伴う直腸腫瘍に対するPocket Creation Method・Peranal endoscopic myectomyによる断端陰性率向上の工夫. Gastroenterol Endos 63（Suppl 1）: 795, 2021.

Summary

Endoscopic Resection Technique Used for Complete En Bloc Resection of T1b Colorectal Cancer

Takashi Toyonaga[1], Hiroya Sakaguchi[2], Nobuaki Ikezawa, Yoshiko Nakano, Shinwa Tanaka, Tsukasa Ishida, Hirofumi Abe, Tetsuya Yoshizaki, Toshitatsu Takao, Yoshinori Morita, Shinichi Baba[3], Hiroshi Takihara, Eisei Nishino[4], Hiroshi Yokozaki[5], Yuzo Kodama[2],

The frequency of ESD（performing endoscopic submucosal dissection）in the treatment of cT1b colorectal cancer, including its use in diagnostic resection, has increased because of the advancement of ESD, aging of population, and the presence of comorbidities. This trend is particularly apparent in cases with rectal cancer, in which accurate assessment of the depth of invasion, presence/absence of lymphatic/blood vessel invasion, histological classification, and budding grade is required to determine the need for additional surgery. However, T1b cancer lesions can be associated with severe fibrotic changes and MR (muscle retracting) signs in the submucosal layer, which not only make ESD technically difficult but also are important metastatic risk factors that are likely to be damaged during dissection. Based on the introduction of PCM (the pocket creation method) and the experience with POEM (per-oral endoscopic myotomy) /POET (per-oral endoscopic tumor resection) in the esophagus, we devised PAEM (per-anal endoscopic myectomy) , for rectal lesions with severe fibrosis, in which dissection is performed between the inner circular and outer longitudinal muscles. The resected specimens that include the entire submucosal layer can be obtained by resecting the inner circular muscles together. Although PAEM is an reliable endoscopic resection technique for complete en bloc resection of T1b cancer in the lower rectum, future use in the accurate diagnosis of T2 cancer should be established.

---

[1]Department of Endoscopy, Kobe University Hospital, Kobe, Japan.

[2]Department of Gastroenterology, Kobe University Graduate School of Medicine, Kobe, Japan.

[3]Department of Gastroenterology, Kishiwada Tokushukai Hospital, Kishiwada, Japan.

[4]Department of Pathology, Kishiwada Tokushukai Hospital, Kishiwada, Japan.

[5]Division of Pathology, Department of Pathology, Kobe University Graduate School of Medicine, Kobe, Japan.

大肠 T1 癌内镜切除标本的正确处理和组织病理学诊断

——内镜切除标本的临床处理

松下 弘雄 [1]

吉川 健二郎

田中 义人

加藤 文一朗

万 春花

田口 爱弓

高木 亮

桥本 大志

山崎 晃汰

东海林 琢男 [2]

榎本 克彦

摘要● 在本中心，为了得到适当的病理学诊断，从很早以前内镜医生就积极参与对切除标本的处理。在本文中就这一过程进行介绍。首先，在病变切除后迅速用不锈钢针在展开状态下将标本张贴在专用的固定板上，然后用10%中性缓冲福尔马林溶液进行固定。之后，在实体显微镜下观察整个切除标本的表面结构，由内镜医生自己进行切分，使感兴趣的区域能够在组织切片标本上进行观察，然后委托病理部门进行标本的制作。适当的标本处理，是为了得出正确的诊断不可缺少的重要步骤之一。笔者认为，以能够进行详细分析研究的状态提交标本是内镜医生的责任。

关键词　大肠 T1 癌　内镜治疗　切除标本　实体显微镜　病理学诊断

[1] 秋田赤十字病院消化器病センター　〒010-1495 秋田市上北手猿田字苗代沢 222-1
[2] 同　病理诊断科

前言

对于内镜医生来说，病理学诊断是自己的内镜诊断的答案。为了得出这个答案，有必需的几个步骤，这其中适当地处理标本是必需的。切除下来的标本如果处理不当，就不能得出正确的病理学诊断，进而使被检者的利益蒙受损失。根据切除病变的不同，即使是在同一个病变内，在各区域的组织和浸润深度有时也不同，如果不适当地制作组织切片，也有可能得不到临床上的重要信息。

在本中心，很早以前就采用放大内镜进行病变的观察，力求在治疗前能够得到详细的内镜诊断。为了能够得到作为该详细内镜诊断"答案"的适当的病理学诊断，在实体显微镜下观察整个切除标本，由内镜医生自己进行标本的切分，委托病理部门制作切片，以使得感兴趣的病变区域能够和组织病理切片一一对应。

下面本文就在本中心日常施行的、从病变切除后到提交给病理部门这一过程中内镜医生所参与的内镜切除标本的处理方法进行介绍。

内镜观察与病变切除

不用说，详细的内镜观察和适当的病变切除是为了得出正确的病理学诊断所必需的步骤。如果没有详细的治疗前的定性诊断，就很难判断病理学诊断是否合适；如果不能施行适当的病变切除，就很难制作出能够得出正确病

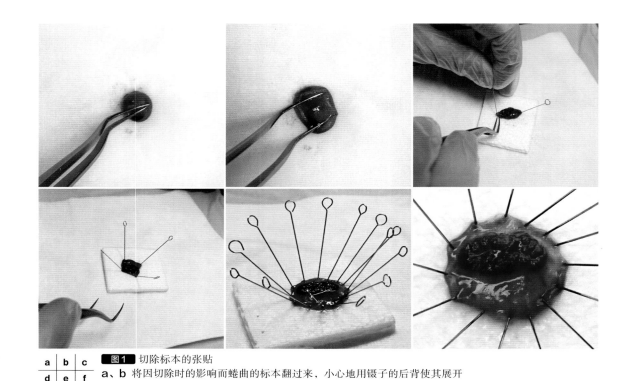

a	b	c
d	e	f

图1 切除标本的张贴

a、b 将因切除时的影响而蜷曲的标本翻过来，小心地用镊子的后背使其展开

c 用镊子夹住切除标本边缘的全层，用1根不锈钢针固定，然后小心地使其对侧展开后固定

d 接下来，在考虑平衡的同时，慢慢地使标本展开，依次固定下去

e、f 在用福尔马林固定时，为了防止切除标本收缩变形，钉不锈钢针时使其尖端在内侧，另一端在外侧，这样就不会从固定板上浮起来

理学诊断的切片。但因为这些不是本文的主题，所以下面将对经过详细的内镜观察和适当切除的病变标本作为对象进行介绍。

切除标本的张贴

病变切除后，将标本展开，迅速浸入到福尔马林液体中固定。如果在标本未展开的状态下固定，制作标本时就无法垂直切开，有时很难制作合适的标本，因此这是一项重要的工作。

下面介绍关于切除之后标本处理的具体方法。在本中心，展开标本时，喜欢使用前端弯曲的牙科用镊子。这种镊子对于夹住包括黏膜肌层的标本边缘在内的全层很好用。首先，在张贴之前，将由于切除时的影响而蜷曲的切除标本翻过来，小心地用镊子弯曲前端的后背部分慢慢展开几次，以使其变得易于展开（**图1a、b**）。其次，用镊子展开标本，但因为在夹住切除标本的边缘时，如果不能把黏膜和黏膜肌层在内一起夹住，有可能会损伤黏膜，这一点需要注意。夹住标本边缘的全层，用1根不锈钢针固定，然后一边夹住标本的对侧一边展开，用针固定。接下来慢慢地依次将标本展开成平面状，进行固定（**图1c、d**）。确认标本整体被均一地展开后，用福尔马林溶液体进行固定。当然，因为过度展开也会造成损伤，所以要注意。另外，用福尔马林溶液固定时切除标本会收缩，为了防止其从固定板上浮起来而变形，钉不锈钢针时应前端在内侧，另一端在外侧，这一点也很重要（**图1e、f**）。

福尔马林固定

固定液用的是使用10%中性缓冲福尔马

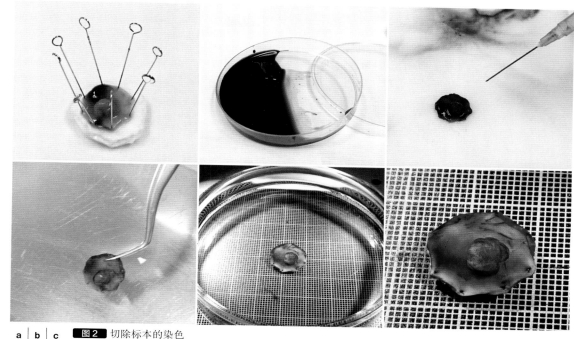

a	b	c
d	e	f

图2 切除标本的染色
a 福尔马林固定后的切除标本。小心地拔去针后进行染色
b 将标本浸泡在3%Carazzi苏木素染色液中进行染色
c 用注射器进行水洗，去除黏液
d 在水中清洗。将这个过程重复几次
e、f 将切除标本放入培养皿中，在水浸下进行实体显微镜观察

林溶液。内镜切除标本的固定时间最好是 6 ~ 72 h，3 天内提交给病理部门。由于固定不足或固定过度而引起的标本固定不良会导致标本质量的劣化，因此必须避免。

实体显微镜下的观察和标本的切分

标本用 10% 中性缓冲福尔马林溶液固定后，整体在实体显微镜下观察，由内镜医生自己进行术后标本的切分。大肠病变在同一病变中也有时存在多种不同的组织，因病理切片不同，诊断也有可能不同。笔者认为，为了制作有助于最适合诊断的病理标本，这是不可缺少的步骤。

首先，对切除标本进行染色，以便能在实体显微镜下进行详细观察。在本中心使用的是3%Carazzi 苏木素染色液。染色，去除切除标本的黏液 / 附着物，多次水洗（**图2a ~ d**）。当染色过度时会使结构变得不清晰，有时会影响观察，需要注意。

将染色后的切除标本放入培养皿中，在灭菌蒸馏水的水浸下用实体显微镜观察（**图2e、f**）。再次确认内镜观察时感兴趣的区域，在拍摄并保存了合适的图像后，为了能将该部位制作成合适的病理切片，在实体显微镜下一边观察一边切分（**图3b ~ e**）。此时的要点是：①用切片机从标本剖面进一步进行厚切，一直到实际制备病理切片时整个标本能被反映到薄切片上；②考虑进行所谓的露出面，从感兴趣的区域稍微错开进行切分。进行以上的处理，打印切分后的图像，图示出切片制作面的方向后，提交给病理部门。

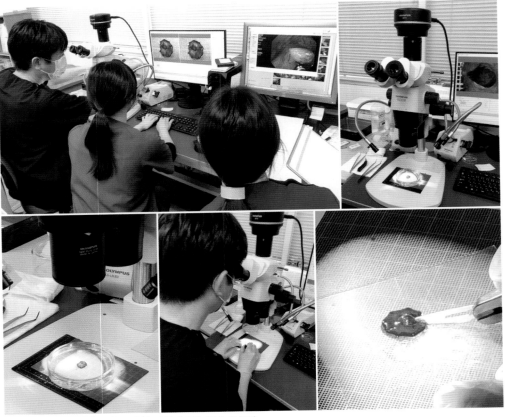

<table>
<tr><td>a</td><td colspan="2">b</td></tr>
<tr><td>c</td><td>d</td><td>e</td></tr>
</table>

图3 实体显微镜下的观察和标本的切分

a 将实体显微镜的显示器和内镜图像显示器并排配置，这样能使比较研究变得容易

b、c 实体显微镜

d、e 在实体显微镜下观察的同时，对任意部位进行切分

本中心将实体显微镜显示器和内镜图像显示器并排配置（**图3a**）。考虑这样能够使实际通过放大内镜观察到的感兴趣区域与切除标本的表面结构之间的比较变得容易。另外，同时也有助于对初学者的教育。此外，在本中心，标本制作面的方向不是单一方向，而是为了能够制作更多感兴趣区域或最大剖面的病理标本，在认为最重要的剖面上指定能够形成对开样的方向。

病例

[**病例1**] 50多岁，男性。

在乙状结肠中见有长径10 mm大小、略发红的平坦隆起型病变。中央部与边缘部相比更加轻度隆起（**图4**）。在色素放大观察中，见有整体上为小型、腺管开口部不规则的腺管（**图4e、h**），在中央隆起部的一部分见有与周围的不规则腺管不同的大型腺管（**图4f、g**），认为有可能该部位会呈现与周围不同的组织病理学表现。内镜诊断整体上为癌，考虑中央隆起部有可能是T1a程度，施行了内镜下黏膜切除术（endoscopic mucosal resection，EMR）。

在实体显微镜下的观察中，也见有同样不规则的小型腺管和与周围不同的大型腺管（**图5a、b**）。为了将病变的中央部和在内镜观察下感兴趣区域的大型腺管部制成切片作为标本，从该部位稍微错开进行了切分（**图5c～f**）。在打印切分后的图像后，为了制作更多感兴趣

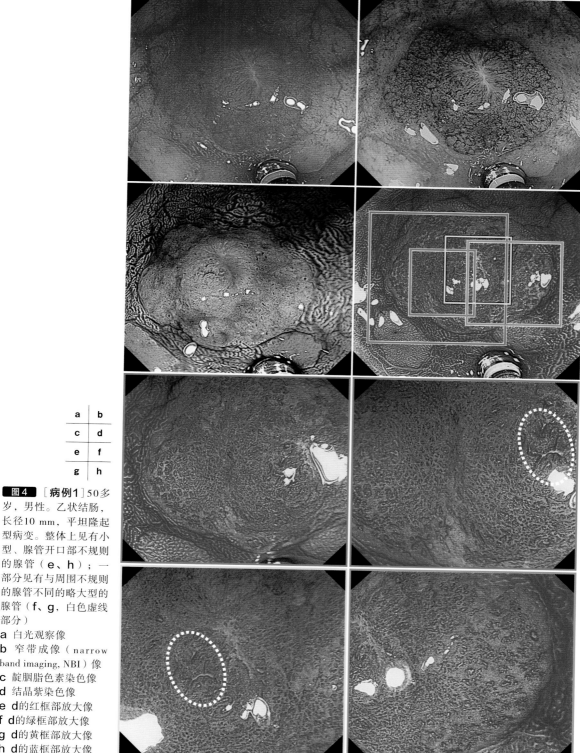

a	b
c	d
e	f
g	h

图4 ［病例1］50多岁，男性。乙状结肠，长径10 mm，平坦隆起型病变。整体上见有小型、腺管开口部不规则的腺管（e、h）；一部分见有与周围不规则的腺管不同的略大型的腺管（f、g，白色虚线部分）

a 白光观察像

b 窄带成像（narrow band imaging, NBI）像

c 靛胭脂色素染色像

d 结晶紫染色像

e d的红框部放大像

f d的绿框部放大像

g d的黄框部放大像

h d的蓝框部放大像

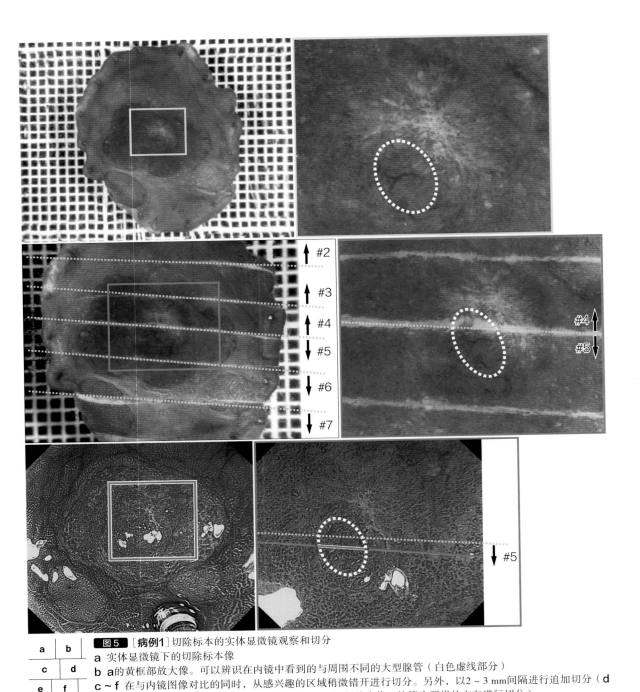

a	b
c	d
e	f

图5 [**病例1**] 切除标本的实体显微镜观察和切分

a 实体显微镜下的切除标本像

b a的黄框部放大像。可以辨识在内镜中看到的与周围不同的大型腺管（白色虚线部分）

c ~ f 在与内镜图像对比的同时，从感兴趣的区域稍微错开进行切分。另外，以2 ~ 3 mm间隔进行追加切分（d 是c的绿框部放大像，e是结晶紫染色像，f是e的红框部放大像，按箭头所指的方向进行切分）

区域附近的病理标本，将包括感兴趣区域的剖面对开样图示出切片制作面的方向，并提交给了病理部门。

为了能观察到病变的中央部和内镜观察中感兴趣区域的大型腺管部分而制作了切片。平坦隆起部为高分化型管状腺癌，中央隆起部的一部分结构异型不同，呈中分化型管状腺癌的表现（**图6a、b**）。黏膜肌层大部分保持完好，

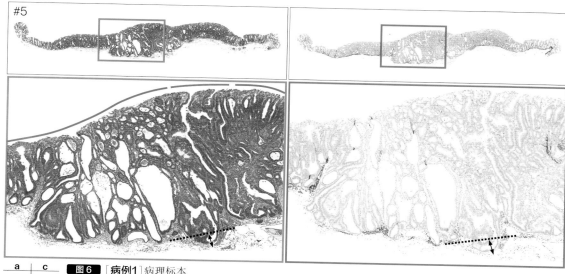

图6 [病例1]病理标本

　a 切片5的HE染色像

　b a的蓝框部放大像。表面的绿线、红线与图5f的绿线、红线一致。能够制作出感兴趣区域的大型腺管部分的病理标本

　c 切片5的desmin染色像

　d c的红框部放大像。只在感兴趣区域的大型腺管的深部见有一部分肌层的中断。判断浸润深度为95 μm（b、d的黑色箭头所示）

但通过desmin染色发现，仅在感兴趣区域的大型腺管的深部有部分肌层中断（图6c、d）。认为肌层的走行能够确定，连接黏膜肌层下缘画出假想线，判断浸润深度为95 μm。病理学诊断为：S，0-Ⅱa［侧向发育型肿瘤-非颗粒状-平坦型（laterally spreading tumor-granular-flat type，LST-NG-F）］，10 mm×6 mm，tub1 > tub2，pT1a（SM，95μm），INFa，Ly0，V0，BD1，pHM0（3 mm），pVM0（0.08 mm），ER0。

　　除了这次展示的病理切片，其他的病理切片都保留了肌层。通过制作能够观察感兴趣区域的切片，能够对本病变做出适当的病理学诊断。

结语

　　本文介绍了在本中心施行的从病变切除到提交给病理部门的标本处理的流程及其要点。如在文章的开头所述，恰当的标本处理是得出正确诊断的重要步骤之一。虽然想到由于临床机构的不同，切除标本和内镜医生之间的处理方式会有所不同，但笔者认为，以能够进行详细分析研究的状态提交标本给病理部门，即使这是稍微耗费时间的工作也要进行这种努力，这是内镜医生的责任和义务。

参考文献

[1]中里勝，山野泰穂．実体顕微鏡観察法（下部）．田中信治，小山恒男，山野泰穂（編）．消化器内視鏡のコツとポイント．日本メディカルセンター，pp 142-143，2003．

[2]山野泰穂．切除標本の取り扱い．田中信治（編）．大腸EMR・ESD．羊土社，pp 82-84，2008．

[3]山野泰穂，田中義人，高木亮，他．画像所見と病理所見の対比法のコツ—大腸．胃と腸　51：1211-1217，2016．

[4]日本病理学会ゲノム診療用病理組織検体取扱い規程策定ワーキンググループ．ゲノム診療用病理組織検体取扱い規程．日本病理学会，2018．

[5]大腸癌研究会（編）．大腸癌取扱い規約，第9版．金原出版，2018．

Summary

Proper Handling and Pathological Diagnosis of Endoscopically Resected Specimens of Colorectal T1 Cancer—Clinical Handling of Endoscopically Resected Specimens

Hiro-o Matsushita[1], Kenjiro Yoshikawa,
Yoshihito Tanaka, Bunichiro Kato,
Haruka Yorozu, Ayumi Taguchi,
Ryo Takagi, Hiroshi Hashimoto,
Kota Yamazaki, Takuo Tokairin[2],
Katsuhiko Enomoto

The resected specimens of colorectal T1 cancer are appropriately treated to obtain an accurate pathological diagnosis. Immediately after the lesion excision, the lesion is attached to the specimen fixing board using a pin. Then, it is fixed with 10% neutral buffered formalin solution. Then, the surface structure of all excised specimens is observed in detail under a stereomicroscope. An endoscopist makes incisions so that the area of interest is a pathological specimen. Thereafter, the resected specimen is submitted to the pathology department.

Proper handling of resected specimens is one of the important processes that facilitate accurate diagnosis. It is the responsibility of the endoscopist to submit the specimen in a state where detailed examination is possible.

[1]Digestive Disease Center, Akita Red Cross Hospital, Akita, Japan.
[2]Department of Pathology, Akita Red Cross Hospital, Akita, Japan.

大肠 T1 癌内镜切除标本的正确处理和组织病理学诊断

——内镜切除标本病理学诊断的基本过程和常见的问题

村上 敬 [1]

八尾 隆史 [2]

摘要● 为了内镜切除标本的正确的病理学诊断，必须制作出能够正确评估的组织切片。为此，切除标本的处理需要适当。标本的处理按照标本的张贴、标本的固定、图像拍摄、切分标本、拍摄切分后标本的图像、制作标本的顺序进行，只有适当地进行了这些步骤以后才能开始进行病理学诊断（重要的组织病理学表现的判定）。尤其是在预想为内镜像中被怀疑有浸润的最深部的部位，需要进行适当的切分，以使得在组织切片中可以被观察到。而且，为了提高内镜诊断的精度，在病理学诊断后需要通过标测图和内镜图像的对比，对内镜表现进行再评估。

关键词 大肠 T1 癌　内镜切除　标本的处理　病理学诊断　标测

[1] 顺天堂大学医学部消化器内科　〒113-8431 東京都文京区本郷 3 丁目 1-3
[2] 顺天堂大学大学院医学研究科人体病理病態学　E-mail：tyao@juntendo.ac.jp

前言

为了对内镜切除标本进行正确的病理学诊断，必须制作出能够进行适当评估的组织切片。为此，需要适当地进行切除标本的处理。最重要的是防止标本的自溶，以能确认切除切缘的形式进行福尔马林固定，并且对标本进行切分，以使得浸润深度最深的部位能在标本上被观察到。也就是说，必须将内镜切除的标本原样用福尔马林固定，避免其成为难以判断切缘部位和浸润深度的标本。

本文下面就内镜切除标本的正确处理，以及组织病理像和内镜像对比的基本问题具体地进行介绍。

切除标本的处理

1. 张贴，固定

新鲜切除标本的张贴原则上由临床医生进行。首先，观察标本，确定病变部位，在注意尽可能使病变的形态如在术前的内镜像中一样重现的同时，将病变周围的黏膜均等地展成平面，使黏膜面为正面，用不锈钢针将标本张贴到橡胶板或软木板等上面。这时，需要在不使边缘的黏膜折叠的状态下展开，但因为大肠黏膜很薄，需注意不要过度拉伸。另外，在切缘附近见有肿瘤的情况下，需注意不要将针扎到肿瘤部位上。多块分割切除的标本需要尽可能重建整块标本，或以能判断切缘的状态展开标本。

展开后用 10% ~ 20% 福尔马林在室温下浸泡 6 ~ 48 h 固定。在切除样本的处理中最重要

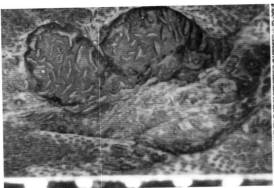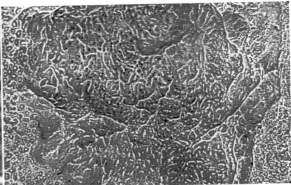

图1 用实体显微镜观察表面结构（a、b为不同的病例）
a 实体显微镜像。阿尔新蓝和苏木素的双重染色
b 使用内镜的放大观察像

的是尽可能缩短从标本回收到浸泡于福尔马林中的这段时间。由于固定前的标本会逐渐地自溶，因此需要迅速固定。在不能马上进行标本处理的情况下，为了防止干燥，最好先用含有充足生理盐水的纱布等覆盖标本。

2. 图像拍摄

在需要与内镜像对比或重构图（标测图）的情况下，对展开的切除标本进行图像拍摄。在向病理科提交标本之前，最好由临床医生自己拍摄图像，如果是在福尔马林固定前进行拍摄，应尽可能迅速地进行。如果摄影需要较长时间，可选择在福尔马林浸泡后进行。

实体显微镜对病变部表面的细微结构 – 小凹结构（pit pattern）的辨识有用。在用实体显微镜观察时，一般是将切除标本用苏木素染色后在浸水下进行观察，虽然比较费事，但通过加上阿尔新蓝染色（Alcian blue staining）的双重染色可以获得更鲜明的图像（**图1a**）。此外，在对切除标本进行放大观察时，在用含有链霉蛋白酶（pronase）的溶液冲洗掉病变部表面的黏液后，就能拍摄出漂亮的图像。另外，如果自己的单位没有实体显微镜也不要担心，通过将张贴在橡胶板上的切除标本静静地浸渍于装满自来水的容器中，在内镜下放大病变部进行拍摄，可以得到近于实体显微镜摄影的图像（**图1b**）。

标本的切分

为了对比内镜像和组织病理像，有必要从临床的角度指定标本的切分线。当标本上存在感兴趣的区域时，可由临床医生自己通过放大观察对该区域进行切分，或者将感兴趣的区域告知病理医生后，由病理医生准确地切分该区域。另外，在对感兴趣区域进行切分时，考虑到标本制作过程中由于石蜡块的粗切而导致的组织缺失，要点是从想观察的部位开始错开1 mm左右的部位进行切分。

在临床医生向病理部门提交标本时，在病理学诊断委托书上记载基本信息（术前诊断、病变部位、肉眼形态、肿瘤直径等）就不用说了，最好是能同时提出可以正确传达临床上关注问题的注释或图示，指出根据临床影像学等表现认为最能反映病变恶性程度的位置，即怀疑癌的部位和认为浸润深度最深的部位等。为了获得值得信赖的高质量病理学诊断，仍然需要临床医生和病理医生的紧密配合，两者间的理解和合作不可或缺。

标本的制作

原则上是将固定后的标本以2～3 mm的间隔进行切割，并全部切分，将所得到的各切片全部制作成玻片标本，以供组织学检查。在切分后，不是事后追记虚拟的切分线，而是必须

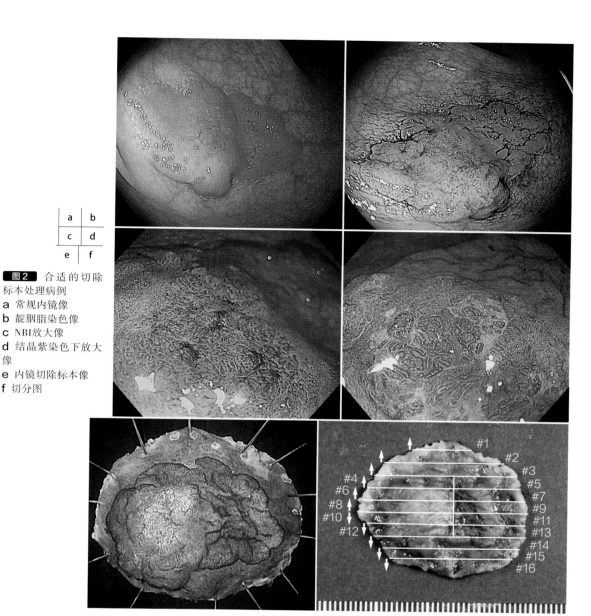

a	b
c	d
e	f

图2 合适的切除
标本处理病例
a 常规内镜像
b 靛胭脂染色像
c NBI放大像
d 结晶紫染色下放大
像
e 内镜切除标本像
f 切分图

拍摄切分后的标本图像，以使内镜像和组织病理像能够对比。或是在不使切片分散的状态下将其放置在底纸上，或先进行浅切，注意使标本的各切片不完全分离，在拍摄图像后再深切，将各切片切分开，制作标本。

合适的切除标本处理病例：

在乙状结肠中见有 25 mm 大小的侧向发育型肿瘤（laterally spreading tumornon-granular type，LST-NG）-非颗粒型病变。在常规内镜像中，在中央稍左侧见有伴一定硬度的平缓的隆起（**图2a、b**）。窄带成像（narrow band imaging，NBI）放大像中，见有口径不同、不规则的血管结构，诊断为日本 NBI 专家组（the Japan NBI Expert Team，JNET）2B 型（**图2c**）；在结晶紫染色的放大内镜像中，显示原有的小凹（pit）被破坏，呈 V_1 型高度不规则小凹结构（pit pattern）（**图2d**）。根据以上表现，怀疑是黏膜下层深度浸润癌。在充分知情同意

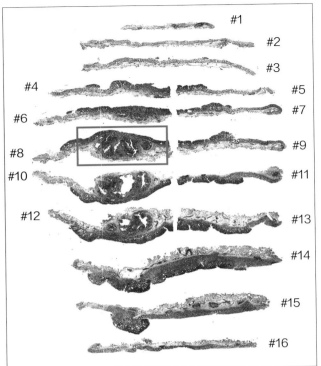

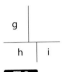

图2
g 微距像
h 切片8（**g**的绿框部）的低倍放大像
i 标测图

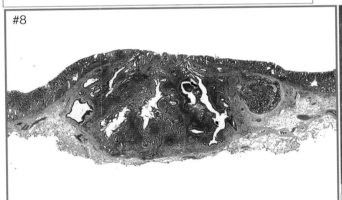

#8

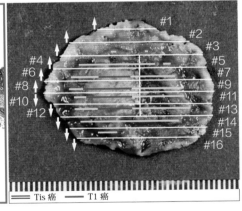

━━ Tis癌　　━━ T1癌

的基础上，以完整活检为目的施行了内镜下黏膜剥离术（endoscopic submucosal dissection，ESD），一次性完全切除了。

将内镜切除标本适度展开，用不锈钢针张贴在橡胶板上（**图2e**）。与内镜图像一致，在中央偏左侧见有平缓的隆起。首先在怀疑是黏膜下浸润的中央偏左侧隆起的感兴趣区域进行切分，以此为中心对开，制作了2～3 mm宽的阶梯切片标本（**图2f**）。在切分图（图像）中，除了切片序号之外，还需要用箭头标明将切片的哪一侧的面制成了标本（或者看的是哪个面）（**图2f**）。

在组织病理学上，在感兴趣区域的切片中，高分化～中分化型管状腺癌一直浸润至黏膜下层深部，浸润深度从黏膜肌层测定为3,500 μm（**图2g、h**）。显示出进行了合适的标本切分。根据肿瘤的标测图，显示出黏膜内癌和黏膜下层浸润癌的分布，对与内镜像的对比有用（**图2i**）。

重要的组织病理学表现的判定

组织病理学的各种因素按照《大肠癌处置

规则》判定。追加外科切除的适应证标准是见有以下表现中的任何一种情况：病理学评估中垂直切缘（+）、浸润深度（pT1b/SM2）、高恶性度的组织学分型(低分化腺癌、印戒细胞癌、黏液癌、内分泌细胞癌）、脉管浸润（+）、肿瘤出芽2级以上。其中，垂直切缘（+）是伴淋巴结清扫的肠切除术的绝对适应证，见有其他表现的情况下则根据综合性判断考虑追加治疗。

可以内镜切除的癌的组织学分型中，即使是黏膜下层浸润通常也是分化型腺癌，一般认为这种情况下转移的危险性较小。但是，包括印戒细胞癌在内的低分化型腺癌和黏液癌（虽然极为罕见）、内分泌细胞癌有转移的危险，即使是少量的也需要记载这些癌的成分。但是，仅限于黏膜内癌的话，一般认为即使是低分化型腺癌也几乎没有转移的危险性。

对切分图的标测

为了提高内镜诊断的精度，仅单纯评估诊断名（腺瘤还是癌等）的准确率是不够的，还需要通过各区域的组织病理像和内镜像的对比，验证内镜表现是否吻合。也就是说，需要训练根据内镜像可以想象出组织病理像。

为了对比内镜像和组织病理像，在切分图上进行组织病理像的标记测量，并将其和内镜像进行对比。标测时，在各组织切片的标本上用油性笔按不同的组织学分型和浸润深度分别标记肿瘤的存在部位，对照切分图进行标测。

关于组织学分型，至少需要对腺瘤成分和癌成分进行标测，但在不同组织学分型的癌混在一起的情况下，有很多时候难以正确地标测，不同组织学分型的标测还没有作为常规工作进行。但是，在病例讨论会等场合，为了对比内镜像和组织病理像，有必要进行尽可能详细的标测。

结语

最近，通过息肉冷切除术（cold polypectomy）

切除的标本在增加，这样的标本往往是组织的定向（标本的朝向）和切缘不明的组织标本，大多无法评估是否需要追加治疗。本文主要介绍了为了能够正确地进行病理学诊断而进行的切除标本的处理，但是请不要忘记，其前提是在术前鉴别诊断是否是需要正确地处理切除标本的病变。

参考文献
[1]多田修治，飯田三雄，八尾隆史，他．大腸腺腫および早期癌の実体顕微鏡所見—肉眼形態・病理所見との対比．胃と腸　27: 949-961, 1992.
[2]田中信治，樫田博史，斎藤豊，他．大腸ESD/EMRガイドライン（第2版）．Gastroenterol Endosc　61: 1321-1344, 2019.
[3]八尾隆史．標本の取扱いと注意点，病理学的根治度判定．Intestine　19: 489-496, 2015.
[4]大腸癌研究会（編）．大腸癌取扱い規約，第9版．金原出版，2018.
[5]大腸癌研究会（編）．大腸癌治療ガイドライン医師用2019年版，金原出版，2019.
[6]Lewin MR, Fenton H, Burkart AL, et al. Poorly differentiated colorectal carcinoma with invasion restricted to lamina propria（intramucosal carcinoma）: a follow-up study of 15 cases. Am J Surg Pathol　31: 1882-1886, 2007.

Summary

Correct Handling and Histopathological Diagnosis of Endoscopically Resected Colorectal T1 Cancer: The Basics and Pitfalls of the Pathological Diagnosis of Endoscopically Resected Specimens

Takashi Murakami[1], Takashi Yao[2]

For correct histopathological diagnosis of endoscopically resected specimens, accurate and evaluable histological sections must be prepared. Therefore, proper handling of the resected tissue is necessary. Specimens are handled in the following order: pasting, fixing, photography, cutting, taking a photograph of the split sample, and preparing the sample. A pathological diagnosis（determination of important histological findings）is performed only when the specimens are properly handled. In particular, it is essential to cut the specimen at the deepest invasive area as suggested by the endoscopic image.

Furthermore, in order to improve the accuracy of the endoscopic diagnosis, re-evaluating the endoscopic findings by comparing the mapping diagram and the endoscopic image after the pathological diagnosis is necessary.

[1]Department of Gastroenterology, Juntendo University School of Medicine, Tokyo.
[2]Department of Human Pathology, Juntendo University Graduate School of Medicine, Tokyo.

大肠 T1 癌内镜切除标本的正确处理和组织病理学诊断

——SM 浸润深度评估的要点和常见的问题

味冈 洋一[1]

摘要●虽然SM浸润深度是以黏膜肌层为基准来判定的，但如何甄别其走行不能确定/不能推定的病变是在浸润深度评估中最重要的要点。即便是在desmin染色中在SM浸润区域见有黏膜肌层的情况下，在通过α-SMA染色在其周围见有结缔组织增生反应（desmoplastic reaction）时，为了确保SM浸润深度判定的重现性，避免过低评估病变浸润深度，作为黏膜肌层"有变形"，从病变表层测定SM浸润深度。现行的有蒂pT1癌的SM浸润深度判定在重现性上存在问题，一般认为最好是改为"头部浸润"和"蒂部浸润"两分法，但需要明确"头部"和"蒂部"分界线的定义。

关键词　**大肠 pT1 癌　SM 浸润深度判定　黏膜肌层 desmin 染色　α-SMA 染色**

[1] 新潟大学大学院医歯学総合研究科分子・診断病理学分野　〒951-8510 新潟市中央区旭町通 1 番町 757　E-mail：ajioka@med.niigata-u.ac.jp

前言

SM 浸润深度对于决定内镜切除大肠 pT1 癌的治疗方案起着重要的作用。《大肠癌治疗指南》（以下记作《指南》）从初版（2005 年）开始一直提出将浸润深度 1,000 μm 以下（pT1a 癌）作为通过内镜治疗治愈判定的必要条件，将浸润深度 1,000 μm 以上（pT1b 癌）作为考虑追加肠切除的条件。SM 浸润深度判定法（SM 浸润深度的测定法），虽然在 2005 年版《指南》和第 7 版（2006 年）《大肠癌处置规则》中有明文规定，但其解释和运用方面在病理医生之间有偏差，因此在 2009 年版《指南》以后增加了更详细的说明。但是，关于 SM 浸润深度判定法是否标准化/统一化还存在不明确的方面。

在本文中，主要介绍目前的 SM 浸润深度的评估方法，以及评估的要点和注意事项。

SM浸润深度的判定方法

2010 年版以后的《指南》中 SM 浸润深度判定法（SM 浸润深度的测定法）如**表1**所示。虽然原则上与 2005 年版《指南》没有变化，但在 2009 年版和 2010 年版《指南》中追加了②的黑体字部分。在**表1**中也明确指出，判断 SM 浸润深度的基准是黏膜肌层。在原有的黏膜肌层被充分保持的情况下（**图1**）以及明显消失的情况下（**图2**），即使是通过 HE 染色标本也比较容易判定 SM 浸润深度，但在通过 HE 染色难以确定有无黏膜肌层的情况下，需利用抗 desmin 抗体进行免疫染色（desmin 染色）。

表1 大肠pT1癌的SM浸润深度测定法

①不论肉眼分型是哪种，能确定或推定黏膜肌层走行的病例，从病变的黏膜肌层下缘进行测定。

②不能确定或推定黏膜肌层走行的部分，从病变的表层开始测定。

　　这里所说的"能确定或推定走行"是指因SM浸润而引起的"变形"，即没有走行的紊乱、解离、断裂、断片化等的黏膜肌层。当以变形了的黏膜肌层为起点时，有过低评估SM浸润深度的可能性。虽然"变形"的判定并不一定容易，但如果在黏膜肌层周围伴有结缔组织增生反应（desmoplastic reaction）的，则判定为"有变形"。

③在有蒂病变中，有时黏膜肌层错综复杂，不能确定作为浸润实测起点的黏膜肌层。这种情况下的SM浸润深度是以头部和蒂部的交界（黏膜的肿瘤和非肿瘤的交界）为基准线，测定从那里到浸润最深部的浸润深度。浸润局限于头部内的有蒂病变为"头部浸润"（head invasio）"。

［根据"大腸癌研究会（编）. 大腸癌治療ガイドライン医師用2010年，金原出版，2010"作成］

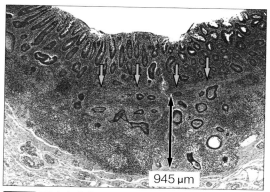

图1 可确定黏膜肌层走行病变的HE染色像。原有的黏膜肌层可清晰地被确定（黄色箭头所指）。以原有的黏膜肌层为起点测定SM浸润深度

945 μm

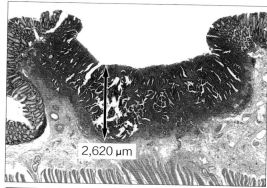

图2 黏膜肌层已消失病变的HE染色像。原有的黏膜肌层消失很明显。从病变的表层测定SM浸润深度

2,620 μm

SM浸润深度判定的要点

　　在SM浸润深度判定中关键的是②的对"黏膜肌层的走行不能确定/不能推定的部分"的解释。在2005年版《指南》中没有关于该部分的具体说明，因诊断医生的不同而对其解释不同，对SM浸润深度的判定有很大偏差。在以大肠癌研究会实施的"内镜治疗后最适测量项目研究"（2006年）积累的多中心内镜切除病例为对象的研究中，单一的病理医生（笔者）和各研究单位的病理医生判定的SM浸润深度有400 μm左右的背离。其中有许多病例是以被认为因癌的SM浸润而被破坏、变形、断片化的黏膜肌层的平滑肌束作为起点进行的SM浸润深度判定。当把这样的没有保持原有形态的黏膜肌层作为SM浸润深度判定的起点时，就有可能过低评估SM浸润深度。与此同时，

设想到关于把起点定为哪一个平滑肌束在诊断者之间会产生背离，SM浸润深度判定不能取得一致。据此，在2009年版以后的《指南》中补充了下面的记述：所谓的"可以确定或可以推定的黏膜肌层"是指保持着原有的黏膜肌层的形态；将因癌的SM浸润而在黏膜肌层有变形（走行的紊乱、解离、断裂、断片化等）的作为"不能确定或推定的病例"。

　　虽然"变形的黏膜肌层"的判定并不一定容易，但推荐将在黏膜肌层周围见有伴于癌的SM浸润而产生的间质的成纤维细胞增生——结缔组织增生反应（desmoplastic reaction）判定为"有变形"。对于结缔组织增生反应的鉴定，采用染色平滑肌的desmine染色，以及对包括平滑肌和隐窝周围成纤维细胞（pericryptal fibroblast）在内的肌成纤维细胞和血管外皮细胞呈阳性的抗 α - 平滑肌肌动蛋白（α smooth

muscle actin，α-SMA）抗体进行免疫染色
（α-SMA染色）。在黏膜内肿瘤的间质中，α-SMA阳性的隐窝周围成纤维细胞存在于腺管周围，但纤细而纵行，不形成厚的束（**图3**）。与其不同，结缔组织增生反应为α-SMA阳性、desmin阴性，其在癌周围的间质形成厚厚的纤维束（**图4**）。如果在走行紊乱、解离、断裂、断片化的黏膜肌层周围存在这样的α-SMA阳性、desmin阴性的纤维束的话，则判定为"有变形"，从病变的表层测定SM浸润深度。另一方面，即使在SM浸润部见有黏膜肌层中断或消失，但在该部位没有结缔组织增生反应的情况下，则可以推定黏膜肌层的走行。具体病例如**图5～图8**所示。

关于SM浸润深度判定的注意事项

在依照前述②的SM浸润深度判定方法时，根据病变的不同，有时会将SM浸润部正上方残留的黏膜内部的厚度加到SM浸润深度上。虽然随着癌的SM浸润，黏膜肌层变形，变得无法确定或无法推测原有的黏膜肌层的走行，但即使是黏膜肌层完全消失了，也并不是在这种病变的全部都是黏膜内部的癌组织脱落，SM浸润部的癌露出于病变的表层。特别是在因黏膜内病变而形成较高隆起的PG型的pT1癌，

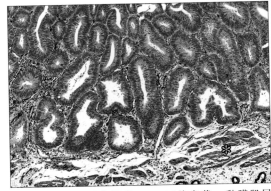

图3 黏膜内肿瘤部的α-SMA染色像。黏膜肌层（*标记）和肿瘤腺管周围的隐窝周围成纤维细胞（pericryptal fibroblast）呈阳性。隐窝周围成纤维细胞很纤细，不会形成厚的束

有可能将1,200～1,300 μm的残存黏膜内部的厚度加在SM浸润深度上。但是，②的判定法注重保证SM浸润深度判定的重现性，避免过低评估SM浸润深度（因为SM浸润深度是内镜治疗的根治标准）。因此，需要能分得开，我们并不是在测定实际的SM浸润深度，而是按照一定的规则将测量的值表示为SM浸润深度。

有蒂pT1癌的SM浸润深度判定

关于有蒂pT1癌，虽然分为黏膜肌层错综

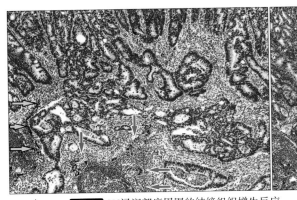

a | b　**图4** SM浸润部癌周围的结缔组织增生反应
a desmin染色像。黏膜肌层（黄色箭头所指）和黏膜下层的血管周围平滑肌（红色箭头所指）呈阳性
b α-SMA染色像。在癌周围间质中，α-SMA阳性/desmin阴性的成纤维细胞形成了厚厚的纤维束（结缔组织增生反应）

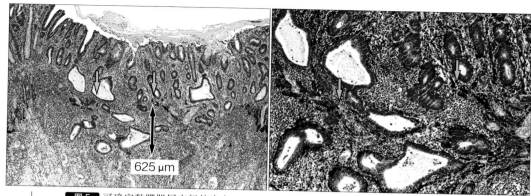

图5 可确定黏膜肌层走行的病变

a desmin染色像。虽然在SM浸润部黏膜肌层中断（黄色箭头之间），但由于通过α-SMA染色（b）被判定为无结缔组织增生反应，所以不认为是黏膜肌层的解离或断裂。从黏膜肌层开始测定SM浸润深度

b α-SMA染色像。在黏膜肌层中断部（黄色箭头之间）无结缔组织增生反应

病例（**图9**）和非错综病例（**图10**）判定SM浸润深度（**表1**），但在大肠癌研究会实施的"1,000 μm以上的SM癌的淋巴结转移风险的分级研究"（2012年）的中央诊断预分析中，黏膜肌层错综病例还是非错综病例的评估一致率较低（κ值0.55），现行的判定标准，在SM浸润深度判定上不能期待高的重现性。笔者认为，在考虑有蒂病变的SM浸润深度判定的标准化/统一化的情况下，正如Matsuda等的研究结果所指出的那样，有必要改为将有蒂病变全部分为"局限于头部的头部浸润（head invasion）"或"越过头部和蒂部交界的蒂部浸润（stalk invasion）"的两分判定法。Matsuda等报道，以384例有蒂pT1癌为研究对象，将SM浸润分为头部浸润和蒂部浸润的结果，头部浸润无淋巴结转移（0/101），而蒂部浸润的淋巴结转移率为6.2%（8/129）。

有蒂pT1癌SM浸润深度判定的注意事项

无论是采用现行《指南》的判定法，还是采用Matsuda等报道的头部和蒂部的两分法，对于有蒂病变的SM浸润深度判定都存在两个需要解决的问题。第一个问题是具有怎样的内镜表现作为有蒂的临床诊断的标准化。第二个问题是如何确定"头部"和"蒂部"的交界。在《指南》中，将头部和蒂部的交界规定为"黏膜上的肿瘤和非肿瘤的交界"，但是根据把"黏膜上的肿瘤和非肿瘤的交界"作为病变表层还是病变深部的不同，头部和蒂部的基准线有很大的变动。笔者认为，头部和蒂部的交界不是肿瘤和非肿瘤的交界，而是"从肉眼形态的角度，也包括肿瘤周围的反应性黏膜在内的头部隆起（中间细）部分作为交界，而在隆起不明显的情况下，以黏膜表层的肿瘤和非肿瘤的交界为标准"（**图9～图11**），这样比较容易理解。

结语

pT1癌的SM浸润深度是决定内镜治疗后治疗方案的重要因素之一，最好是能实现判定的标准化/统一化。希望通过本文，能加深读者对浸润深度判定的原则、注意事项以及未解决问题的理解。

参考文献
[1]大腸癌研究会（編）．大腸癌治療ガイドライン医師用2005年，金原出版，2005.
[2]大腸癌研究会（編）．大腸癌取扱い規約，第7版．金原出版，2006.
[3]大腸癌研究会（編）．大腸癌治療ガイドライン医師用2009年，金原出版，2009.
[4]大腸癌研究会（編）．大腸癌治療ガイドライン医師用2010年，金原出版，2010.

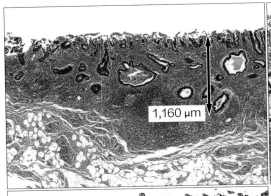
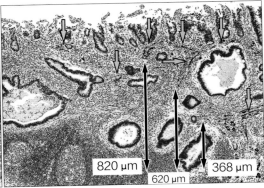

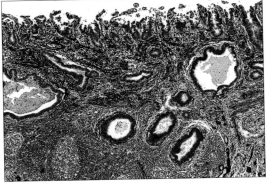

a	b
c	

图6 不能确定或推定黏膜肌层走行的病例①

a HE染色像。在SM浸润区域有错综复杂的嗜酸性纤维束，难以判定是否有黏膜肌层。根据desmin染色（**b**）和α–SMA染色（**c**）判定为黏膜肌层变形，从病变的表层开始测定SM浸润深度

b desmin染色像。在SM浸润区域散在有断片化的黏膜肌层（黄色箭头所指）。根据以不同的断片化的黏膜肌层为基准，SM浸润深度的值会不同，同时也有可能过低评估SM浸润深度

c α–SMA染色像。在desmin染色呈阳性的断片化的黏膜肌层周围有结缔组织增生反应

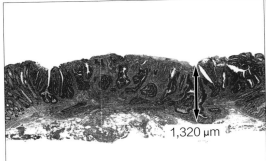
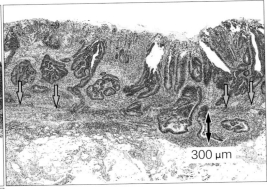

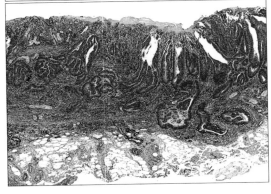

a	b
c	

图7 不能确定或推定黏膜肌层走行的病例②

a HE染色像。根据desmin染色（**b**）和α–SMA染色（**c**）判定为黏膜肌层消失病例，从病变的表层开始测定SM浸润深度

b desmin染色像。在SM浸润区域存在有断裂的黏膜肌层（黄色箭头所指）。当把断裂肌层的两端作为推定的黏膜肌层测定SM浸润深度时，会导致过低评估浸润深度

c α–SMA染色像。在desmin染色呈阳性的断裂黏膜肌层周围有高度的结缔组织增生反应，不能像**b**那样推定黏膜肌层的走行

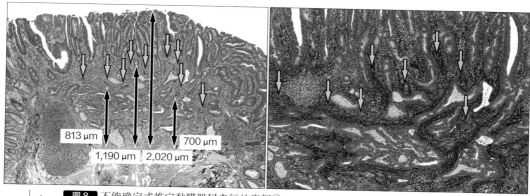

a | b

图8 不能确定或推定黏膜肌层走行的病例③

a desmin染色像。在癌的SM浸润部散在有变形/断片化的黏膜肌层（黄色箭头所指）。虽然在表层有黏膜内部的残留，但当以断片化的黏膜肌层为基准时，SM浸润深度不固定。这是1例根据α-SMA染色（**b**）不能确定或推定黏膜肌层走行的病例，需要从病变的表层测定SM浸润深度

b α-SMA染色像。在变形/断片化的黏膜肌层部分（黄色箭头所指）存在重度的结缔组织增生反应

a | b

图9 有蒂pT1癌的黏膜肌层错综病例

a 以头部和蒂部的交界为基准线（蓝线所示）。SM癌的浸润前端部（黄框部）位于基准线的上方，判定为头部浸润（head invasion）。在本例中，以连接头部的隆起（中间细）部分的线作为基准线

b a的黄框部放大像

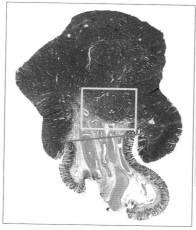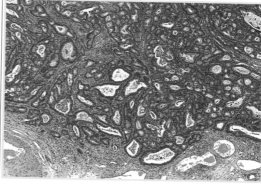

[5]味岡洋一，田中信治．大腸SM癌内視鏡切除標本のSM浸潤度判定の実際と問題点—大腸癌プロジェクト研究から．胃と腸 42: 1501–1510, 2007.

[6]木村隆輔，藤盛孝博．DR（desmoplastic reaction）．胃と腸 47: 825, 2012.

[7]Yao T, Tsuneyoshi M. Significance of pericryptal fibrobasts in colorectal epithelial tumours: a special reference to the histologic features and growth patterns. Hum Pathol 24: 525–533, 1993.

[8]Jones H, Steart PV, Duboulay CEH, et al. Alpha–smooth muscle actin as a marker for soft tissue tumors. A comparison with desmin. J Pathol 162: 29–33, 1990.

[9]味岡洋一，杉野英明，近藤修平，他．PG type隆起型大腸T1癌のSM浸潤距離測定の実際．胃と腸 54: 933–937, 2019.

[10]味岡洋一，大倉康男，池上雅博．「SM浸潤距離」の評価，標準化がなされているか—評価の現状と問題点．

大腸癌Frontier 5: 225–228, 2012.

[11]Matsuda T, Fukuzawa M, Uraoka T, et al. Risk of lymph node metastasis in petients with pedunculated type early invasive colorectal cancer: a retrospective multicenter study. Cancer Sci 102: 1693–1697, 2011.

Summary

Histological Evaluation of the Depth of Submucosal Invasion of pT1 Colorectal Carcinoma

Yoichi Ajioka[1]

The essentials of the evaluation of the depth of SM（submucosal）invasion of pT1 colorectal carcinoma is the

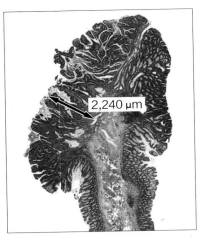

图10 有蒂pT1癌的黏膜肌层非错综病例。与无蒂病变同样判定SM浸润深度

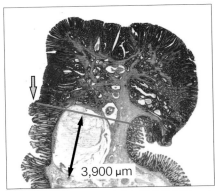

图11 有蒂pT1癌的黏膜肌层错综病例。由于息肉的朝向而不能辨识左侧的头部和蒂部（黄色箭头所指），所以将黏膜表层的肿瘤和非肿瘤的交界作为基准线的起点。茎部浸润（stalk invasion）。将黏液结节也视为癌，判定SM浸润深度

discrimination of whether or not the location of the muscularis mucosae is possible to identify or estimate. When desmoplastic reaction by α−smooth muscle actin staining is detected around the muscularis mucosae, it should be judged as that the location of muscularis mucosae is uncertain, and the depth of SM invasion should be measured from the surface of the lesion. This method ensures reproducibility in measuring the depth of SM invasion and avoids underestimation. However, this method of measuring SM invasion depth is considered inappropriate in pedunculated lesions. While the dichotomy of "head invasion" versus "stalk invasion" is becoming more accepted, there is a need for clear definition of the boundary between the "head" and "stalk".

[1]Division of Molecular and Diagnostic Pathology, Niigata University, Graduate school of Medical and Dental Sciences, Niigata, Japan.

大肠 T1 癌内镜切除标本的正确处理和组织病理学诊断

——肿瘤出芽评估的要点和常见的问题

河内 洋 [1-2]

摘要●肿瘤出芽被定义为：由大肠癌浸润前端的4个以下癌细胞构成的小型癌细胞巢的间质浸润表现。以HE染色标本评估，按对物镜20倍视野下每处的肿瘤出芽细胞巢数分为1 ~ 3级（BD1 ~ BD3），在大肠T1癌中以2 ~ 3级（BD2 ~ BD3）为有淋巴结转移的风险。在炎性细胞浸润、间质反应为重度的情况下，肿瘤出芽的辨识有时会变得困难。在这种情况下，通过实施细胞角蛋白（cytokeratin）等的免疫染色有助于肿瘤出芽的辨识，但在通过免疫染色进行评估时，需要进一步研究作为淋巴结转移风险因素的肿瘤出芽的意义。低分化型肿瘤细胞巢被定义为比肿瘤出芽细胞巢更大的肿瘤细胞巢，虽然没有病理表现上的重复，但二者往往是共存的。近年来，有人尝试将肿瘤出芽1级（BD1）分为完全未见肿瘤出芽细胞巢组和少量见有肿瘤出芽细胞巢组两种，显示前者的淋巴结转移风险极低。

关键词　　大肠癌　肿瘤出芽　细胞角蛋白　低分化型癌细胞巢

[1] がん研究会有明病院臨床病理センター病理部　〒135–8550 東京都江東区有明 3 丁目 8–31　E–mail : hiroshi.kawachi@jfcr.or.jp
[2] がん研究会がん研究所病理部

前言

本文概括介绍了在评估肿瘤出芽时应注意的事项。

肿瘤出芽的定义、评估方法和临床意义

肿瘤出芽（tumor budding/sprouting，TB）被定义为：在大肠癌浸润前端部被观察到的由4个以下癌细胞构成的小型癌细胞巢的间质浸润表现。淋巴管侵袭巢（存在于淋巴管内的小

型癌细胞巢）不在肿瘤出芽之列。

肿瘤出芽的组织病理学评估通过 HE 染色标本进行。通过对浸润前端的显微镜观察，选择一处有肿瘤出芽细胞巢最多的区域，计数 20 倍物镜 1 个视野内的肿瘤出芽细胞巢。根据同一视场内的肿瘤出芽细胞巢个数分为 1 级 /BD1（肿瘤出芽细胞巢 0 ~ 4 个）、2 级 /BD2（肿瘤出芽细胞巢 5 ~ 9 个）、3 级 /BD3（肿瘤出芽细胞巢 10 个以上）。但是，由于 20 倍物镜的视野面积因所使用的显微镜目镜的视野数不同而不同，因此根据国际肿瘤出芽会议

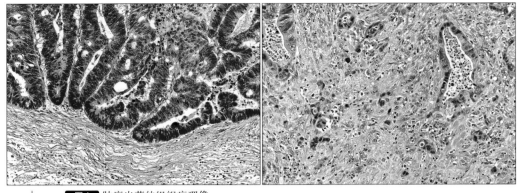

图1 肿瘤出芽的组织病理像
a 肿瘤出芽1级（BD1）。仅在浸润前端可以观察到腺管形成性的腺癌成分，完全未见小细胞巢
b 肿瘤出芽3级（BD3）。在浸润前端可以观察到很多由4个以下癌细胞组成的小细胞巢

共　识（International Tumor Budding Consensus Conference，ITBCC），采用视场数20倍目镜和20倍物镜的1个视野面积，规定为"每0.785 mm² 的肿瘤出芽细胞巢数"。肿瘤出芽分级的组织病理像如**图1**所示。

虽然该表现是由日本提出的概念，但现在已广泛传播到国内外，不仅在大肠癌中，在其他肿瘤中也显示出其意义。在大肠癌中，作为T1癌的淋巴结转移风险因素和晚期癌的预后不良因素的意义等已经被阐明。在日本的《大肠癌治疗指南》中，将其作为考虑对内镜切除的T1癌进行追加外科治疗的组织病理学因素之一。根据大肠癌研究会研究项目"肿瘤出芽研究（委员长：小池盛雄）"的结果，大肠T1癌806例中，BD1的淋巴结转移率为6.6%（38/573），而BD2/BD3的转移率为25.3%（59/233），显著增高；进一步通过多变量分析，确认其与黏膜下层浸润深度均为淋巴结转移的独立风险因素。

肿瘤出芽是反映浸润前端引起的癌微环境变化的组织学表型之一，也有时被形容为低分化、去分化等。一般认为，在分子生物学上对应于被称为上皮向间充质转化（epithelial-mesenchymal transition，EMT）的现象。

需要与肿瘤出芽相鉴别的组织病理学表现

作为需要与肿瘤出芽细胞巢相鉴别的表现是，虽然有炎性细胞和间叶源性细胞这样的非肿瘤细胞，但在HE染色像上判断为难以鉴别的情况下，则不作为肿瘤出芽细胞巢计入（关于免疫染色的有用性在后面介绍）。另外，如前面已经介绍的那样，存在于淋巴管内的小型癌细胞巢（淋巴管浸润）不是肿瘤出芽的评估对象，但在怀疑淋巴管浸润，即使进行D2-40等的免疫染色仍难以确定的情况下，则不是作为淋巴管浸润，而是作为肿瘤出芽细胞巢处理。作为癌细胞巢的形态，需要在组织病理学上与肿瘤出芽细胞巢相鉴别的有低分化型癌细胞巢（poorly differentiated cluster，PDC）和浸润性微乳头状癌（invasive micropapillary carcinoma，IMPC）。

PDC被定义为由5个以上癌细胞构成的不伴有腺腔形成的癌细胞巢（**图2a**）。两者的鉴别要点是"构成细胞巢的癌细胞的个数"，通过计数癌细胞巢内的细胞核的个数分为其中的一种。虽然是与由4个以下癌细胞构成的肿瘤出芽在定义上不重叠的概念，但在癌浸润的前端两者常常共存，确认作为淋巴结转移的风

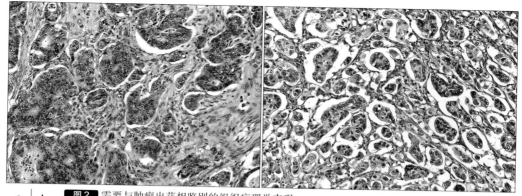

图2 需要与肿瘤出芽相鉴别的组织病理学表现

a 低分化型癌细胞巢（PDC）。由5个以上癌细胞构成，不伴有腺腔形成的癌细胞巢。虽然从定义上看，根据癌细胞的个数可以与肿瘤出芽明显区别，但二者常常共存

b 浸润性微乳头状癌（IMPC）。没有纤维血管性芯的、"假乳头状结构"的一种。癌细胞的顶端位于癌细胞巢的外缘，呈膜内侧外翻结构（inside-out pattern）。在癌细胞巢的周围可观察到裂隙，但不是淋巴管浸润。在IMPC的癌细胞巢中包括各种大小的细胞巢，由4个以下癌细胞构成的细胞巢是肿瘤出芽细胞巢，而由5个以上癌细胞构成的细胞巢与PDC的定义重叠

险因素有同样的意义。也有人认为，与肿瘤出芽相比，PDC的细胞巢更大，通过HE染色更容易辨识，所以实用性更高。关于评估方法方面，与肿瘤出芽一样，除了提出基于物镜每视野的个数的分级外，还设计了一种简便的评估方法，即见有PDC的区域是否超过40倍物镜视野，并显示出其意义。在日本的《大肠癌处置规则》中，是"将最优势的分化度作为其肿瘤的分化度"，但是对于PDC来说，不管低分化成分是否占优势，都意味着存在低分化成分的表现，可以说是与《大肠癌处置规则》中的分化度既有重叠也有不同的表现。也有报道指出，通过不考虑优势分化度而采用PDC，有可能更有效地锁定淋巴结转移风险组。

IMPC是没有纤维血管性芯的、"假乳头状结构"的表型之一（图2b）。在与间质相连接的癌细胞巢的外缘可以观察到癌细胞的顶端（apical side，在腺管的内侧）。在显示间质浸润部的癌腺管中，基底部（basal side）位于间质侧，顶端部位于腺腔侧，但在IMPC中则相反，因此被称为膜内侧外翻结构（inside-out pattern）。IMPC在乳腺癌、尿路上皮癌、肺癌、宫颈癌、唾液腺癌等癌中作为高恶性度表现的

意义被大家所熟知。虽然有人报道了IMPC在晚期大肠癌中作为淋巴结转移和远处转移风险因素的意义，但因为发生率低，IMPC在早期大肠癌中的意义尚未确立。如前所述，IMPC细胞巢作为呈膜内侧外翻结构的小型癌细胞巢被辨识，在癌细胞巢周围常常可以观察到空隙，因此有时需要与淋巴管浸润相鉴别。在IMPC的空隙周围见有D2-40阳性的淋巴管内皮细胞的情况很少见。关于构成IMPC的癌细胞的个数没有被特别定义，在见有由4个以下癌细胞构成的IMPC的情况下，可以判断为肿瘤出芽细胞巢。另外，因为IMPC在由5个以上癌细胞构成的情况下也满足PDC的定义，所以可认为既是IMPC也是PDC。综上所述，在现行的定义中，在IMPC与肿瘤出芽/PDC之间有重复。也包括有其发生率低的原因在内，在大肠T1癌中，IMPC这一组织学诊断名在日常诊疗中没有被使用。笔者认为，在T1癌有IMPC的情况下，作为参考表现进行附记是没有问题的。

通过免疫染色进行肿瘤出芽的评估及其定位

因为肿瘤出芽是由单个或4个以内癌细胞

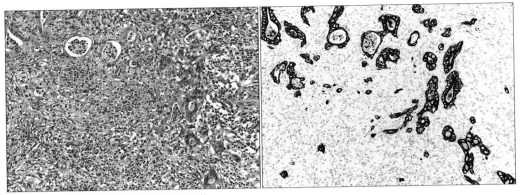

图3 肿瘤出芽的组织病理像

a 炎性细胞浸润和成纤维细胞增生明显的浸润前端（HE染色）。肿瘤出芽细胞巢的辨识比较困难

b 与a相同部位的细胞角蛋白（AE1/AE3）免疫染色。在HE染色中难以辨识的肿瘤出芽细胞巢清晰明了

组成的小细胞巢，因此通过 HE 染色标本往往难以评估。特别是在伴有高度炎性细胞浸润的情况下以及成纤维细胞增生明显的情况下，能够确实判定为肿瘤出芽细胞巢的情况就会变少，结果有可能会导致低估。当施行细胞角蛋白等的免疫染色时，肿瘤出芽细胞巢的辨识就会变得非常容易（**图3**）。据报道，通过免疫染色进行肿瘤出芽的判定，不仅在病理医生间的诊断重现性方面与 HE 染色相比具有优势，而且在临床意义上也为同等程度。

但是，在尝试用免疫染色进行肿瘤出芽的判定时，有需要事先注意的重要事项。在《大肠癌治疗指南》中记载的肿瘤出芽分级与淋巴结转移风险之间的关系（BD1 为低风险，BD2/BD3 为高风险），通过对 HE 染色标本的评估已经被阐明了，在通过免疫染色的判定上不适合采用这个标准。当直接就这样使用现在的标准时，以往被判定为低风险的病例将被判定为高风险，结果可能会增加不必要的手术等，恐怕会导致《指南》中所没有预想到的诊疗。在笔者等的研究中，与通过 HE 染色的判定相比，通过免疫染色进行判定时可以发现大约 2 倍的肿瘤出芽细胞巢数量，确认作为区分淋巴结转移风险的临界值（cutoff value），肿瘤出芽细胞巢 10 个是合适的。也就是说，在使用免疫

染色的情况下，将 BD1 ~ BD2 规定为低风险，BD3 规定为高风险是合适的。

在根据 HE 染色的判定结果来判断是否需要追加治疗的现状下，通过免疫染色的判定说到底只能作为参考表现。今后希望各位读者能关注相关的《大肠癌处置规则》《指南》中对通过免疫染色进行肿瘤出芽评估的定位都有什么样的阐释。

BD1的亚分类及其意义

虽然 BD1 在大肠 T1 癌中相当于淋巴结转移低风险，但 BD1 组的转移率仍为 6% 左右。为了通过肿瘤出芽的评估进一步筛选出低风险组，有人提出将 BD1 分为全无肿瘤出芽细胞巢组和肿瘤出芽细胞巢 1 ~ 4 个组。据梶原报道，虽然 BD1 组的淋巴结转移率为 5.3%，但全无肿瘤出芽细胞巢组的转移率为 3.7%，而肿瘤出芽细胞巢 1 ~ 4 个组的转移率则为 12.9%，二者之间具有显著性差异。虽然有必要考虑通过 HE 染色判定重现性等问题，但这是为进一步提高肿瘤出芽的临床意义的尝试，今后的发展值得期待。

结语

本文就大肠 T1 癌的淋巴结转移风险因

素——肿瘤出芽的定义、判定方法、鉴别、免疫染色的定位等进行了介绍。如果能为读者提供参考，将是我们莫大的荣幸。

参考文献

[1]大腸癌研究会（編）．大腸癌取扱い規約，第9版．金原出版，2018.

[2]Lugli A, Kirsch R, Ajioka Y, et al. Recommendations for reporting tumor budding in colorectal cancer based on the International Tumor Budding Consensus Conference（ITBCC）2016. Mod Pathol 30: 1299–1311, 2017.

[3]Morodomi T, Isomoto H, Shirouzu K, et al. An index for estimating the probability of lymph node metastasis in rectal cancers. Lymph node metastasis and the histopathology of actively invasive regions of cancer. Cancer 63: 539–543, 1989.

[4]Ueno H, Mochizuki H, Hashiguchi Y, et al. Risk factors for an adverse outcome in early invasive colorectal carcinoma. Gastroenterology 127: 385–394, 2004.

[5]Lugli A, Zlobec I, Berger MD, et al. Tumour budding in solid cancers. Nat Rev Clin Oncol 18: 101–115, 2021.

[6]大腸癌研究会（編）．大腸癌治療ガイドライン医師用，2019年版，金原出版，2019.

[7]Kawachi H, Eishi Y, Ueno H, et al. A three-tier classification system based on the depth of submucosal invasion and budding/sprouting can improve the treatment strategy for T1 colorectal cancer: a retrospective multicenter study. Mod Pathol 28: 872–879, 2015.

[8]Ueno H, Kajiwara Y, Shimazaki H, et al. New criteria for histologic grading of colorectal cancer. Am J Surg Pathol 36: 193–201, 2012.

[9]河内洋，竹村公佑，小林真季，他．大腸pSM癌リンパ節転移予測因子としての低分化胞巣の意義．武藤徹一郎，杉原健一，藤盛孝博，他（編）．大腸疾患NOW2013．日本メディカルセンター，pp 104–109, 2013.

[10]上野秀樹，神藤英二，島崎英幸，他．大腸T1（SM）癌における簇出・低分化胞巣の臨床的意義．胃と腸 49: 1057–1062, 2014.

[11]味岡洋一，大倉康男，池上雅博，他．T1b癌（1000μm以深SM癌）リンパ節転移リスク層別化の検討．杉原健一，五十嵐正広，渡邉聡明，他（編）．大腸疾患NOW2016．日本メディカルセンター，pp 63–68, 2016.

[12]Guzińska-Ustymowicz K, Niewiarowska A, Pryczynicz A. Invasive micropapillary carcinoma: a distinct type of adenocarcinomas in the gastrointestinal tract. World J Gastroenterol 20: 4597–4606, 2014.

[13]Kim MJ, Hong SM, Jang SJ, et al. Invasive colorectal micropapillary carcinoma: an aggressive variant of adenocarcinoma. Hum Pathol 37: 809–815, 2006.

[14]Takamatsu M, Kawachi H, Yamamoto N, et al. Immunohistochemical evaluation of tumor budding for stratifying T1 colorectal cancer: optimal cut-off value and a novel computer-assisted semiautomatic method. Mod Pathol 32: 675–683, 2019.

[15]梶原由規，神藤英二，望月早月，他．pT1大腸癌のリンパ節転移リスク評価における簇出および低分化胞巣の臨床的意義についての再検討．第89回大腸癌研究会，2018.

[16]Zlobec I, Bächil M, Galuppini F, et al. Refining the ITBCC tumor budding scoring system with a "zero-budding" category in colorectal cancer. Virchows Arch 2021［Epub ahead of print］.

Summary

Histological Evaluation of Tumor Budding in Endoscopically Resected T1 Colorectal Cancer

Hiroshi Kawachi[1–2]

TB（tumor budding）is a single cancer cell or small clusters of four or fewer cancer cells observed histologically at the invasive front of colorectal cancer. TB is evaluated from slides stained with hematoxylin and eosin and graded as Grades 1（BD1）, 2（BD2）, and 3（BD3）according to the number of TB foci in one field of 20× objective lens. T1 colorectal cancer with BD2 or BD3 is a high-risk tumor for lymph node metastasis. Regarding prominent inflammation or desmoplastic reaction, TB foci are occasionally difficult to identify. Nonetheless, they can be detected by immunohistochemistry using cytokeratin, although the cutoff value of TB requires re-evaluation. In contrast, a cancer cell nest comprising five or more cancer cells without tubular components indicates a PDC（poorly differentiated cluster）. Although TB and PDC are mutually independent histological findings, they frequently coexist in the tumor. TB Grade 1（BD1）was recently subclassified into a tumor without TB and a tumor with one to four TB foci, and the former shows an extremely low risk for lymph node metastasis.

[1]Department of Pathology, Cancer Institute Hospital, Japanese Foundation for Cancer Research, Tokyo.

[2]Division of Pathology, Cancer Institute, Japanese Foundation for Cancer Research, Tokyo.

大肠 T1 癌内镜切除标本的正确处理和组织病理学诊断

——脉管浸润评估的要点和常见的问题

伴 慎一 [1]

摘要● 大肠T1癌组织病理学上的淋巴管浸润、静脉浸润的表现常常是微小的变化，为了充分认识到它的存在，有必要了解作为浸润对象的脉管的部位、组织病理学表现，以及与脉管浸润评估的精度和局限性相关的主要因素。虽然在边缘可清晰确认内皮细胞的情况下，即使在HE染色标本上也容易辨识淋巴管浸润，但在癌细胞团周围见有内皮细胞不明显的空隙的情况下和在腔内引起栓塞状浸润的情况下，需要通过用D2-40的免疫组织化学染色来确认内皮细胞的存在。另一方面，静脉浸润通常以占据脉管腔内的形式发生，由于不能通过确认内皮细胞来判定，因此采用内皮细胞标志物的免疫组织化学染色是没有用的。由于在HE染色标本上静脉壁的辨识也常常比较困难，因此需要通过弹性纤维染色来确认静脉壁的弹性纤维层围绕在癌细胞团周围。这时，伴行动脉的存在是有用的表现。

关键词 大肠 T1 癌　淋巴管浸润　静脉浸润　免疫组织化学　弹性纤维染色

[1] 獨協医科大学埼玉医療センター病理診断科　〒343-8555 越谷市南越谷 2 丁目 1-50　E-mail: shinba@dokkyo-med.ac.jp

前言

在组织病理学上确认脉管浸润一般被视为与癌的转移密切相关的表现，在《大肠癌治疗指南》中，内镜切除标本的组织病理学检查的淋巴管浸润、静脉浸润的存在，在考虑 T1 癌的追加切除的适应证上也是应该考虑的因素之一。但是，仍然存在有静脉浸润和淋巴结转移之间的关系并不一定明确之类的围绕脉管浸润评估意义的问题；另一方面，脉管浸润的评估本身也存在评估时病理医生之间的判定标准的差异，以及评估中使用的染色方法并不一定被统一了等问题。总而言之，笔者认为，如果不能正确判定是否有脉管浸润，其意义本身的分析结果也就变得模糊不清了。本文将对在组织病理标本上判定 T1 癌有无脉管浸润时的前提、应注意点和一些相关问题进行论述。

T1癌浸润的对象——脉管

一般认为，考虑内镜切除的 T1 癌的浸润对象——脉管，是黏膜下层表层侧以及黏膜肌层和其附近的黏膜深部的脉管。

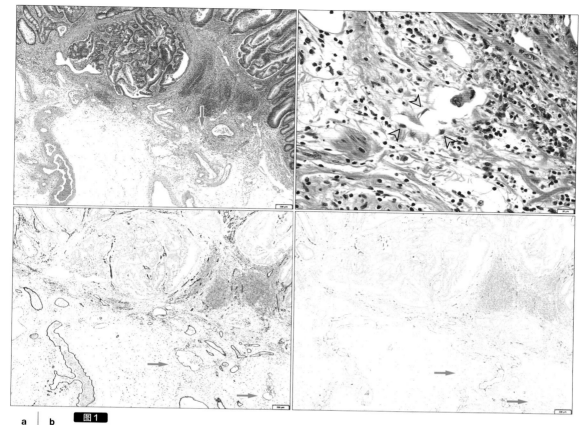

图1

a	b
c	d

a 在1.5 cm大小、0-Ⅰs型乙状结肠癌中观察到的轻度黏膜下组织浸润部的低倍放大像。蓝色箭头所指处为淋巴管浸润部位。多种多样的脉管混杂在一起

b a的淋巴管浸润部高倍放大像。观察到微小的癌细胞团在腔内呈浮游状，在腔缘上确认有内皮细胞（黄色箭头所指）

c 对a的追加切片的CD31免疫组织化学染色像。血管内皮细胞呈阳性，但在淋巴管内皮细胞（用蓝色箭头指示代表性的部分）中也观察到阳性表现

d 对a的追加切片的CD34免疫组织化学染色像。血管内皮细胞呈阳性，淋巴管内皮细胞（用蓝色箭头指示代表性的部分）呈阴性

　　黏膜下层是由小动脉／微动脉、小静脉／微静脉分别形成动脉丛和静脉丛的血管丰富的区域，贯穿黏膜肌层，与黏膜内的毛细血管网相连。虽然基于血管直径的这些血管的区分不一定是正确的，但作为在黏膜下层表层侧的大致印象，一般认为小动、静脉直径为 100 ~ 500 μm，微动、静脉直径为 50 ~ 100 μm。这些血管的内皮细胞在免疫组织化学染色中，CD31 和 CD34 这类标志物呈阳性（CD31 在淋巴管内皮也呈阳性）。小动脉具有厚的平滑肌层（中膜）以及在弹性纤维染色中呈阳性的清

晰的内弹性膜，通常不会成为脉管浸润的对象。另一方面，小静脉的壁由薄的平滑肌层和弹性纤维／结缔组织构成。另外，微动、静脉和毛细血管的壁非常薄而模糊不清，或几乎只由内皮细胞（以及周皮细胞）构成。可以观察到小动、静脉伴行（**图1**）。

　　在黏膜下层淋巴管网也很发达，但黏膜内淋巴管只存在于黏膜肌层附近的黏膜深部，在黏膜表层侧不存在。这个区域的淋巴管（毛细淋巴管）的壁很薄，壁的主体是内皮细胞，呈微动、静脉程度的直径，有时可以确认瓣膜

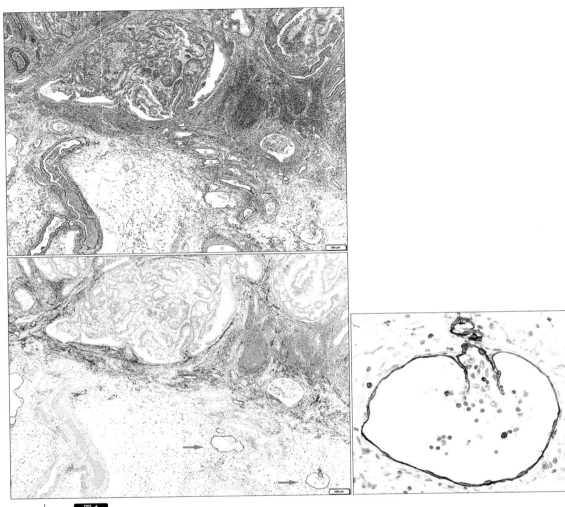

図1

e 对a的追加切片的EVG染色像。小动脉（用红色*表示代表性的部分）在内膜正下方具有清晰的内弹性膜。小静脉（用蓝色*表示代表性的部分）在壁上伴有少量的弹性纤维。动静脉伴行

f、g 对a的追加切片的D2-40免疫组织化学染色像。淋巴管内皮细胞呈阳性（用箭头指示代表性的部分）。右下的淋巴管伴有瓣膜结构（g是f的放大像）。b的淋巴管浸润表现在本组织切片上消失了。在上半部的癌腺管块状浸润部，呈结缔组织生成的间质细胞为D2-40染色阳性

a、c~f: 大小（scale）200 μm；b: scale 20 μm

结构。为了特异性辨识淋巴管内皮，一般采用D2-40［抗平足蛋白（podoplanin）抗体之一］进行免疫组织化学染色。在呈现结缔组织生成反应的浸润部，间质细胞也有时在D2-40染色中呈阳性，所以除了有衬于管腔样明显的线状阳性表现外，最好不要评估为淋巴管内皮（**图1**）。

在肿瘤组织深部的肿瘤前端周围，发生包括血管的诱导和黏膜肌层的结构变化在内的间质组织的改变，可以观察到上述的各种脉管和增生的毛细血管不规则混杂在一起，也有部分呈扩张情况（**图1**）。

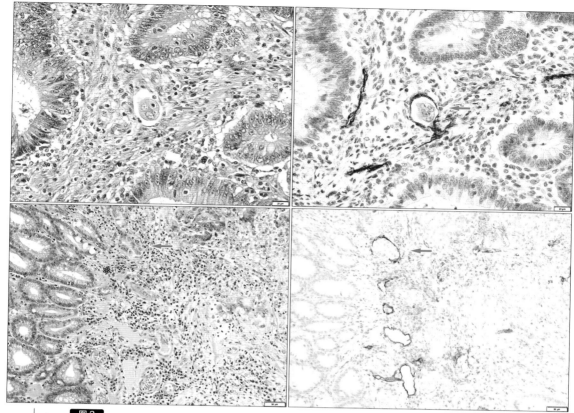

a	b
c	d

图2

a 在2 cm大小、0-Ⅰp型乙状结肠癌的轻度黏膜下组织浸润部观察到的淋巴管浸润部高倍放大像。观察到微小的癌细胞团在腔内呈游浮状（蓝色箭头所指），难以辨识腔缘上内皮细胞的存在

b 对a的连续切片的D2-40免疫组织化学染色像。在癌细胞团周围的腔缘见有明显的线状阳性表现（蓝色箭头所指），可以确认是淋巴管浸润。在周围还散见有内腔空虚的淋巴管

c 1.2 cm大小、0-Ⅱc型乙状结肠癌的黏膜肌层（＊）正下方的浸润部放大像。呈栓塞状的淋巴管浸润部（蓝色箭头所指）辨识困难

d 对c的连续切片的D2-40免疫组织化学染色像。黏膜肌层正下方的丰富的淋巴管存在很明显，淋巴管浸润表现（蓝色箭头所指）明显

a、b: scale 20 μm；**c、d**: scale 50 μm

T1癌脉管浸润评估的实际及注意事项

1. 淋巴管浸润

淋巴管浸润可以作为微小的癌细胞团（或孤立性的癌细胞）浮游于淋巴管腔内的表现（**图1b**，**图2a、b**）、癌细胞团从破裂的脉管壁部分正在侵入脉管腔内的表现（**图3**）以及癌细胞团占据管腔内的表现（**图2c、d**）被观察到。淋巴管（毛细淋巴管）的壁很薄，在 HE 染色

标本上能辨识的几乎只有内皮细胞。为了正确评估淋巴管浸润，需要确认在怀疑浸润的腔缘上存在内皮细胞（**图1b**）。但是，在微小的脉管腔的情况下，以及癌细胞团占据脉管腔的情况下，难以在 HE 染色标本上确认内皮细胞存在的情况并不少见（**图2**，**图3**），这时需要采用 D2-40 进行免疫组织化学染色来确认内皮细胞的存在。

一般来说，癌细胞与间质组织之间的黏附性低，在 HE 染色标本的制作过程中，在癌细

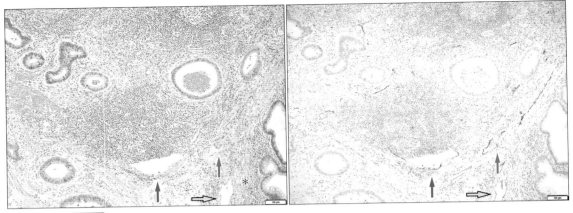

图3

| a | b |

a　1.6 cm大小、0-Ⅰp型乙状结肠癌的黏膜下组织浸润部放大像。见有淋巴滤泡的形成，在其附近（绿色箭头所指）和黏膜肌层（＊）的附近（黄色箭头所指）见有淋巴管。蓝色箭头所指为淋巴管浸润部

b　对a的连续切片的D2-40免疫组织化学染色像。在淋巴管浸润部（蓝色箭头所指），内皮细胞的一部分破裂，可以确认癌细胞团正浸润于内腔的表现。也包括在a中指出的表现（绿色箭头所指，黄色箭头所指）在内，多数淋巴管内皮呈阳性

a、b: scale 100 μm

胞团的周围容易产生空隙，呈现出容易与淋巴管浸润表现混淆的表现（**图4a**）。在癌细胞团与周围间质组织之间棘状搭桥样表现（毛刺征 spicula）明显的情况下，不应立即就评估为淋巴管浸润，最好是追加免疫组织化学检查进行确认（**图4a～c**）。

如前面已经提到的那样，所说的微动、静脉～毛细血管水平的血管和淋巴管，其脉管直径和很薄的壁结构很相似，虽然它们的区别是一个问题，但根据经验，在这些血管上很少观察到类似于淋巴管浸润的浸润表现。在血管腔内容易观察到红细胞，但也有不能确认红细胞的情况，以及在淋巴管腔内发现少数红细胞的情况，有时仅凭有无红细胞很难区分。根据需要，有时需结合 D2-40、CD34 的免疫组织化学染色进行确认。

淋巴管浸润并不是在癌病灶的任何部位都能被均等地辨识，在癌灶边缘部～前端周围，以及靠近它们的黏膜肌层附近大多容易捕捉到淋巴管浸润（**图1b**，**图3**）。在有淋巴滤泡形成的情况下，应注意其边缘部的淋巴管浸润表现（**图3**）。在癌灶中心部的间质结缔组织生

成反应明显的部位，伴于浸润，还可以观察到原有的脉管本身被破坏或消失，缺乏脉管浸润表现。

顺带提一下，在有黏液癌成分以及在浸润前端有源于癌的细胞外黏液渗出到间质的情况下，有时会有黏液块延伸到脉管内的表现，但仅凭黏液团块不能评估为脉管浸润（**图4d、e**）。

2. 静脉浸润

静脉浸润通常以癌细胞团和癌腺管阻塞脉管内腔的形式被观察到。仍是在癌的浸润前端和其附近容易被观察到。小静脉的浸润，虽然通过确认壁结构和与伴行的小动脉之间的关系可怀疑有静脉浸润（**图5a、c**），但通过弹性纤维 van Gieson（Elastica van Gieson，EVG）染色和维多利亚蓝（victoria blue）-HE 染色等确认癌细胞巢和癌腺管被静脉壁的弹性纤维束所包绕更为可靠（**图5b、d**）。由于浸润会损伤包括内皮在内的血管内膜组织，所以通过 CD31 和 CD34 这样的免疫组织化学染色确认内皮细胞的存在通常是无用的（**图6a**）。在 HE 染色标本上辨识癌细胞巢 / 腺管密集增生的癌灶内的浸润表现比较困难，需要确认弹性纤维

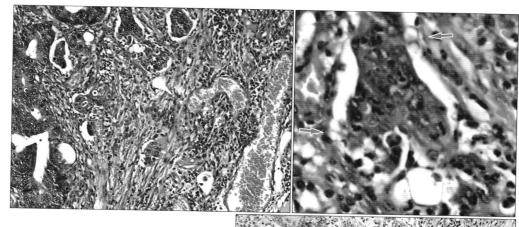

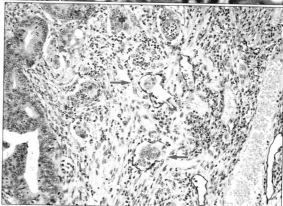

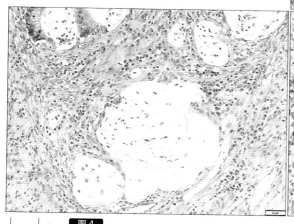
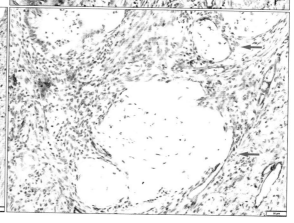

a	b
	c
d	e

图4

a 0.8 cm大小、0-Is p型乙状结肠癌的浸润前端放大像。可见许多微小胞巢状的浸润癌灶，其周围有明显的空隙

b a的浸润微小胞巢（＊）的高倍放大像。在呈周围空隙的癌细胞团和周围间质组织之间可以观察到棘状的搭桥样表现（毛刺征spicula）（蓝色箭头所指）

c 对a的追加切片的D2-40免疫组织化学染色像。周围有空隙的浸润癌灶的一部分可以确认淋巴管浸润表现（红色箭头所指）。在有棘状的搭桥样表现的胞巢（＊）周围未能确认淋巴管内皮细胞

d 与图2a、b同一病例的癌浸润前端。源于癌的黏液渗入于间质中，形成小黏液结节

e 对d的连续切片的D2-40免疫组织化学染色像。确认黏液结节波及淋巴管内腔（红色箭头所指），但仅凭黏液团块不能视为淋巴管浸润

d、e: scale 50 μm

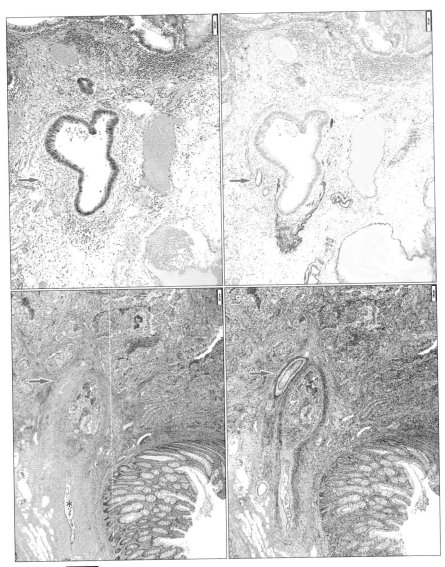

a	b
c	d

图5

a 2 cm大小、0-Ⅰsp型直肠癌（管状绒毛腺瘤癌变）的浸润部放大像。在浸润癌腺管的附近可见小动脉（蓝色箭头所指），需要考虑有静脉浸润的可能性，但难以确定

b 对a的连续切片的EVG染色像。围绕浸润腺管下端侧的弹性纤维层明显，结合小动脉的伴行表现（蓝色箭头所指），认为是癌腺管正浸润于静脉内腔的表现

c 1 cm大小、0-Ⅰp型直肠癌的浸润部低倍放大像。可以观察到癌细胞团阻塞血管内腔（＊）和其周围的可见壁结构部分的一部分，与动脉的伴行表现（蓝色箭头所指）结合起来认为是静脉浸润

d 对c的连续切片的EVG染色像。弹性纤维层包绕着癌细胞团，容易辨识是静脉浸润。伴行的动脉（蓝色箭头所指）也很清晰

a~d 在静脉浸润部的癌细胞团周围均不能确认血管内皮细胞

a、b: scale 100 μm；**c、d**: scale 200 μm

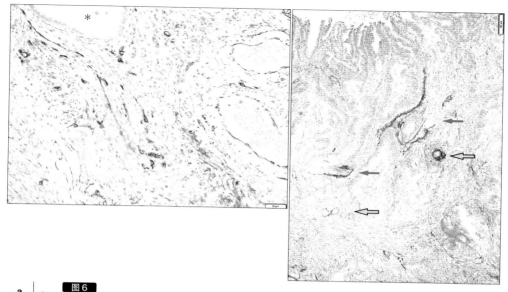

图6

a 0.7 cm大小、0-Ｉp型乙状结肠癌的静脉浸润部的CD34免疫组织化学染色像。在浸润癌腺管（*）周围未能确认CD34阳性的血管内皮细胞，未能见到对静脉浸润诊断有用的表现。周围增生的毛细血管的内皮细胞多数呈阳性（右端较大的内腔为动脉）

b 与**图2c、d**同一病例的EVG染色像。对于癌腺管密集增殖区域的静脉浸润的诊断，确认静脉壁的弹性纤维包绕癌腺管周围的表现（绿色箭头所指）是必需的。在附近见有动脉也是重要的表现（黄色箭头所指）

a: scale 50 μm；**b**: scale 100 μm

包绕的表现。这时，在间质中常常可以观察到断片状的弹性纤维，必须注意不要过度评估静脉浸润。明显包绕癌细胞巢／腺管的表现，以及伴行动脉存在的辨识是很重要的（**图6b**）。

在比小静脉细的血管中，管壁的弹性纤维变少，通过弹性纤维染色来辨识血管壁变得困难。微动、静脉～毛细血管水平的血管的区别并不一定明确，认为在这种水平的血管有浸润的情况下可作为静脉浸润处理，而能够确认类似于淋巴管浸润表现的情况极少。有时利用CD34的免疫组织化学染色对捕捉这样的脉管浸润很有用。

结语

大肠T1癌组织病理学上的脉管浸润表现往往是细微的变化，如果没有意识到这一点，有可能会漏掉这些表现，同时，根据检查到什么程度或用什么样的方法检查，结果有可能会产生很大的变化。仅凭HE染色标本很难保

证评估的客观性，一般认为目前至少需要采用D2-40进行免疫组织化学染色及弹性纤维染色。在此基础上，还需要注意上述的问题，力求能够以一定的精度评估脉管浸润。另一方面，我们所能辨识的脉管浸润表现，终究只是在一定的条件下在检查中所捕捉到的表现，我们也不能忘记这种辨识是有局限性的。

参考文献
[1]大腸癌研究会（編）. 大腸癌治療ガイドライン医師用2019年版. http://www.jsccr.jp/guideline/2019/cq.html#cq1（2021年4月22日閲覧）
[2]味岡洋一，横山淳二，渡辺英伸. 大腸sm癌のリンパ節微小転移（lymph node micrometastasis）と脈管侵襲. 早期大腸癌 5: 471-477, 2001.
[3]谷口浩和，深澤由里，関根茂樹，他. 大腸SM癌の脈管侵襲. 胃と腸 44: 1241-1248, 2009.
[4]二上敏樹，斎藤彰一，石井宏則，他. 大腸pSM癌に対する内視鏡治療根治基準の拡大—リンパ節転移予測因子に関する検討—特殊染色による脈管侵襲判定を中心に. 胃と腸 46: 1459-1468, 2011.
[5]大倉康男，池上雅博，鶴田修. 大腸sm癌における脈管侵襲の判定—病理医間で判定に違いはないのか？ 早

期大腸癌 5: 486–500, 2001.

[6]Gannon G. Vascular and lymphatic drainage. In Whitehead R
（ed）. Gastrointestinal and Oesophageal Pathology, 2nd ed.
Churchill Livingstone, New York, pp 129–199, 1995.

[7]上杉憲子，長田道夫．血管炎の病理．日腎会誌　56：
87–97, 2014.

[8]Alitalo K. The lymphatic vasculature in disease. Nat Med　17:
1371–1380, 2011.

[9]伴慎一，大倉康男．sm癌診断における粘膜筋板の判定
方法―大腸癌のsm浸潤度を判定する基準としての粘膜
筋板の問題点．早期大腸癌　4: 137–143, 2000.

[10]Skinner SA, Frydman GM, O'Brien PE. Microvascular
structure of benign and malignant tumors of the colon in
humans. Dig Dis Sci　40: 373–384, 1995.

[11]三富弘之，舘林妙子，五十嵐正広，他．大腸の脈管構
造と大腸癌の脈管侵襲の判定方法―特殊染色の有用性
も含めて．早期大腸癌　5: 441–447, 2001.

Summary

Histopathologic Evaluation of Lymphovascular and Venous Invasions in T1 Colorectal Cancers

Shinichi Ban[1]

Lymphovascular and venous invasions are recognized as subtle changes in the histopathologic examination of T1 colorectal cancers. Therefore, it is a prerequisite to understand the site and histologic findings of the involved vessels and the factors determining the quality and limitation of their detection. Lymphovascular invasion is easily determined when a cancer cell nest is observed in the lumen lined by unequivocal endothelial cells. However, endothelial lining is often indistinct, thereby requiring D2–40 immunohistochemistry for confirmation of the lymphovascular invasion. Venous invasion is generally observed as a cancer cell nest occupying the venous lumen with endothelial impairment, due to which the studies on immunohistochemical endothelial markers are of no use. To clearly determine the veins involved in cancer invasion, it is necessary to incorporate elastic fiber stain that helps in demonstrating the elastic fiber layers of the venous wall around the cancer cell nest. The presence of an accompanying artery provides another marker for venous invasion.

[1]Department of Pathology, Dokkyo Medical University Saitama Medical Center, Koshigaya, Japan.

通过分子病理学生物标志物预测诊断大肠 T1 癌的淋巴结转移

菅井 有 [1]

[1] 岩手医科大学医学部病理診断学講座
〒 028-3694 岩手県紫波郡矢巾町医大通 1
丁目 1-1
E-mail : tsugai@cocoa.ocn.ne.jp

关键词 黏膜下浸润癌 生物标志物 micro RNA 拷贝数变化 基因突变

前言

对于大肠癌来说，仅局限于黏膜内，即使浸润至黏膜固有层内也不会转移，只有浸润至深于黏膜下层才出现转移到淋巴结和远处脏器的能力。因为转移率与浸润深度大致相关，所以与其说黏膜下层浸润癌是早期癌，不如说其是位于黏膜固有层癌和晚期癌的中间型癌更为合理。实际上，黏膜下层浸润癌的淋巴结转移率约为 10%，如果是这样的话，约 90% 的黏膜下层浸润癌就不会转移。因此，理论上这些癌不需要淋巴结清扫，只需要局部切除就可以完成治疗了，可以避免许多黏膜下层浸润癌的不必要手术。

根据这样的情况，迄今为止有很多关于黏膜下层浸润癌的淋巴结转移预测因素的报道，但这些研究大体上可以分为组织学因素和生物学因素。本文将侧重于后者，就生物学因素方面的黏膜下层浸润癌的淋巴结转移预测因素进行概述。但是，现状是几乎没有已经获得共识的生物学因素，所以在此决定加上报道晚期大肠癌的生物学预后因素的概述。

组织学预测因素

关于黏膜下层浸润深度的测定，根据黏膜肌层走行的不同，分为 3 种类型：①黏膜肌层完全断裂型；②黏膜肌层部分断裂型；③黏膜肌层保持型。在有蒂病变的情况下，根据头部浸润（head invasion）和蒂部浸润（stalk invasion）来判定（需要注意的是，在有蒂病变的情况下，不是黏膜下层浸润这一判断，而是变成了是头部浸润还是蒂部浸润的判断）。在前者的头部浸润时，认为在无脉管浸润的情况下无淋巴结转移的风险。

黏膜下层浸润的组织学淋巴结转移预测因素为：①浸润深度在 1 mm 以上；②合并低分化腺癌；③脉管浸润表现（静脉、淋巴管）；④高度出芽表现（将肿瘤细胞核在 5 个以内的细胞巢作为目标细胞巢，将细胞巢 1 ~ 4 个的情况作为 1 级风险因素，5 ~ 9 个的情况作为 2 级风险因素，10 个以上的情况作为 3 级风险因素）。推荐出芽表现用 HE 染色来判定。上述预测因素中即使有 1 项为阳性的情况，也考虑进行追加手术，但即使是这种情况，也有人指出存在过度手术的可能性。

上述的组织学因素作为黏膜下层浸润癌的淋巴结转移的预测因素，在日本被广泛应用，虽然在实际工作中也已成为固定下来的标准，但其预测能力并不充分，目前还不能完全避免过度手术。因此，虽然一直在试图开发其他的组织学因素，但到目前为止，仅报道了低分化型癌细胞巢和间质反应的有用性。特别是关于纤维性间质，在最近的报道中指出了作为大肠癌预后因素的有用性，也期待能作为黏膜下层浸润的淋巴结转移的预测因素。然而，没有报道说任何一种组织学因素具有超过上述因素的预测能力，指出了组织学因素存在有局限性。

生物学预后因素

由于上述原因，生物学淋巴结转移预测因素的开发是当务之急，但在实际工作中尚无被推荐使用的预测因素，目前是以应用晚期大肠癌的预后因素的形式进行研究的。即使是关于晚期大肠癌的预后因素，也完全没有超越病理学阶段的生物学因素。本文对迄今为止所报道的大肠癌的预后因素的现状进行介绍。

1. 基因突变

1）KRAS突变

就密码子 12、13、61 进行研究的报道很多，认为在 30% ~ 40% 的大肠癌中可以被观察到。关于其与预后之间的相关性，既有相关的报道，也有不相关的报道，但认为总体上指出与预后相关的报道略占优势。关于与预后之间的相关性，作为有不同报道的原因有：①不同分期之间的比较；②突变的类型不同（转换或易位 /transition vs transversion、不同的密码子的情况）；③与同时观察到的其他相关基因的突变（TP53 突变等）之间的相互作用，等等。但也有在统一了分期的报道中肯定 KRAS 突变与预后之间有相关性的报道。在与治疗之间的关系方面，也有对 KRAS 突变的病例推荐术后化疗的报道。

有多篇报道用核事故后果评价软件

RASCAL 检索了 2,721 例大肠癌中的 KRAS 突变，指出 KRAS 突变的有无与预后有关。尤其是密码子 12 从甘氨酸（glycine）向缬氨酸（valine）的突变更与预后密切相关。之后进行的 RASCAL Ⅱ 研究虽然未能指出 KRAS 突变与预后之间的相关性，但密码子 12 从甘氨酸向缬氨酸的突变与进展阶段、年龄一起作为预后因素在多变量分析中也得以维持。此外，在 Dukes C 期的研究中也发现密码子 12 从甘氨酸向缬氨酸的突变与无复发期及总生存期之间显著相关。笔者认为，关于 KRAS 突变与预后之间的相关性，在回顾性研究中有局限性，需要进行前瞻性研究。

关于黏膜下层浸润的淋巴结转移与 KRAS 突变之间的相关性，尚无多数病例的报道，虽然认为今后需要进一步研究，但 Bourhis 等报道没有发现与预后之间有相关性。

2）TP53突变与p53过表达

据报道，TP53 突变在大肠癌可见有 50% ~ 70%。TP53 突变是以大肠癌为代表的基因异常之一。因此，很久以来就有许多关于 TP53 突变或 p53 过表达与预后之间相关性的报道，但关于与预后之间的相关性尚无确切的结果，有指出相关性的报道和否定相关性的报道。据推测，这种差异是由样本量、人种差异、发生部位、病变分期、组织学分型、突变的分析方法等原因所引起的。据笔者所知，目前还没有研究 TP53 突变与预后之间相关性的荟萃分析（meta-analysis），期待今后的荟萃分析研究。关于黏膜下层浸润的淋巴结转移与 TP53 突变的相关性也尚无取得共识的结果。

3）BRAF突变

BRAF 突变多见于微卫星不稳定性（microsatellite instability, MSI）阳性大肠癌，但它在源自无蒂锯齿状息肉（sessile serrated lesion, SSL）的癌症中是有特征性的。虽然 BRAF 突变在大肠癌中总体上很少见，但据报道在微卫星稳定（microsatellite stable, MSS）型大肠癌中也可以被观察到。有报道称，在

MSS 型大肠癌中 *BRAF* 突变是预后不良因素，而在 MSI 型大肠癌中则相反，是预后良好因素。考虑到上述的结果，有学者指出，*BRAF* 突变自身并不直接支配预后，而是取决于 *BRAF* 参与的分子发生途径的类型。

一般认为 *BRAF* 突变和 *KRAS* 突变通常具有排他性关系，但最近的报道显示，在 MSS 型大肠癌中，两者的突变可在同一肿瘤内被观察到。笔者认为，在这种情况下，淋巴结转移的概率明显增加，提示两者的突变可能有协同作用。几乎没有研究黏膜下层浸润癌与 *BRAF* 突变之间相关性的报道，可以认为 *BRAF* 突变与淋巴结转移之间无相关性。

4）*PIK3CA* 突变

在 10% ~ 40% 的大肠癌中可以观察到 *PIK3CA* 突变。有报道称，*PIK3CA* 的扩增与长期生存相关。关于突变与预后之间的关系，有人指出 *PIK3CA* 突变与预后有相关性，但也有报道否定其与预后有相关性。有报道指出，*PIK3CA* 的外显子 9、20 的突变可能与 EGFR 抑制剂的反应性有关，这可能会为治疗的选择提供有用的信息。目前还没有关于 *PIK3CA* 突变与黏膜下层浸润癌的淋巴结转移之间的相关性的报道。

5）EGFR 过表达

虽然常常有人指出 EGFR 的过表达与大肠癌的肿瘤发生有关，但关于其与大肠癌的预后之间的相关性，持否定意见的较多。但是，作为一项令人感兴趣的研究，有报道指出，在对Ⅲ期和Ⅳ期大肠癌淋巴结转移病例的 EGFR 过表达进行研究时，发现淋巴结转移灶中癌的 EGFR 过表达与预后有关。手术病例淋巴结转移灶的 EGFR 过表达与预后相关，有可能提示在淋巴结转移中所观察到的癌组织的 EGFR 过表达决定着预后，或许对阐明癌的转移机制也有帮助。虽然不限于 EGFR 的表达，但在 EGFR 表达的研究中，应注意异质性（heterogeneity）也会成为一个问题。尚无关于 EGFR 表达作为黏膜下层浸润癌淋巴结转移预

测因素有用性的研究。

6）采用第二代基因测序技术（NGS）进行的黏膜下层浸润癌和驱动基因突变的研究

大肠癌的驱动基因突变有 *TP53*、*KRAS*、*APC*、*BRAF*、*PIK3CA*、*DPC4* 等，但均无指出驱动基因突变与黏膜下层癌的淋巴结转移之间相关性的报道。

Pai 等报道了黏膜下层浸润癌淋巴结转移的预测能力与基因突变之间的相关性。他们制作出 50 个癌基因和抑癌基因（*ABL1*、*AKT1*、*ALK*、*APC*、*ATM*、*BRAF*、*CDH1*、*CDKN2A*、*CSF1R*、*CTNNB1*、*EGFR*、*ERBB2*、*ERBB4*、*EZH2*、*FBXW7*、*FGFR1*、*FGFR2*、*FGFR3*、*FLT3*、*GNA11*、*GNAS*、*GNAQ*、*HNF1A*、*HRAS*、*IDH1*、*IDH2*、*JAK2*、*JAK3*、*KDR*、*KIT*、*KRAS*、*MET*、*MLH1*、*MPL*、*NOTCH1*、*NPM1*、*NRAS*、*PDGRFA*、*PIK3CA*、*PTEN*、*PTPN11*、*RB1*、*RET*、*SMAD4*、*SMARCB1*、*SMO*、*SRC*、*STK11*、*TP53*、*VHL*）的癌基因嵌板（cancer panel），采用第二代基因测序技术（new gene sequencing，NGS）就是否有突变进行了研究，但未能指出这些基因的突变与淋巴结转移之间的相关性。另一方面，肿瘤出芽（budding）作为预测淋巴结转移的指标之一，在实际工作中也被应用，在这篇报道中，高度肿瘤出芽与 *TP53* 突变相关。最近的报道指出，肿瘤出芽起因于上皮向间充质转化（epithelial-mesenchymal transition，EMT），提示 *TP53* 突变与 EMT 之间具有相关性，很令人感兴趣。

2. 体细胞拷贝数变化（SCNA）

在人的体细胞中，有来自父亲和来自母亲的 2 个拷贝的染色体（性染色体除外）。在癌细胞中，有时在一定的区域拷贝脱落（1 拷贝，0 拷贝），或增加以后插入基因组上（3 拷贝以上），有时大量扩增，称为体细胞拷贝数变化（somatic copy number alteration，SCNA）。拷贝数变化大致被分为增加（gain）、杂合性丢失（loss of heterozygosity，LOH）、拷贝数

中性的杂合性丢失（copy neutral LOH，CN-LOH）。除此之外，也有将三者的合计作为总拷贝数变化（total SCNA），作为第四个指标使用。

在迄今为止的研究中已经阐明，随着癌的浸润，会出现拷贝数异常。在笔者等的研究中，腺瘤（包括早期和晚期）和黏膜内癌之间的拷贝数变化有显著性差异，而晚期腺瘤和黏膜内癌之间未见显著性差异。另一方面，在黏膜内癌和浸润癌（深于黏膜下层）的比较中，两者之间有显著性差异。基于上述表现，当从黏膜内癌浸润至深于黏膜下层时拷贝数急剧上升，所以在黏膜内癌和黏膜下层浸润癌之间拷贝数变化也有可能有显著性差异。另外，作为拷贝数变化的种类，以增加和总拷贝数的变化为主，因此致癌基因功能（oncogenic action）或许对癌变和浸润发挥着主要作用。拷贝数变化一般用微阵列比较基因组杂交（array comparative genomic hybridization，array-CGH）和单核苷酸多态性阵列（single nucleotide polymorphism array，SNP array）进行全面检索，但存在以下几个问题：①阵列分析一般比较昂贵；②阵列分析的平台有几种，不同平台之间的结果并不一定一致；③临床标本中所用的样本是含有间质的材料，所以肿瘤／间质比在分析样本之间有可能不同（笔者等的研究中采用腺管分离法，所以没有这种担心）。笔者等在黏膜内癌和黏膜下层浸润癌中，以增加和总拷贝数变化的总数为临界值（cutoff value）绘制了受试者操作特征曲线（receiver operating characteristic curve，ROC），其曲线下面积（area under the curve，AUC）为 0.8 左右，灵敏度、特异性也为 0.8 左右。根据这一结果，为了预测浸润癌，也许可以将拷贝数变化作为检查项目来用，但是存在上述的局限性，为了在临床现场使用还需要今后的研究。虽然在这次研究中未能指出 SCNA 与淋巴结转移之间的相关性，但正如此前指出的那样，SCNA 是与浸润有关的重要因素，因此今后有必要就 SCNA 与淋巴结转移之间的相关性进行大规模的研究。

3. 染色体异常（18qLOH）

18 号染色体长臂的杂合性丢失（loss of heterozygosity，LOH）是在大肠癌中常见的代表性的分子异常。DCC 和 DPC 4（SMAD4）等抑癌基因位于该染色体上。归根到底，虽然作为单倍体不足模型（haploid insufficiency model）的效果，考虑到通过产生蛋白减少到一半而促进癌的进展的机制，但其详细的机制尚不明确。O'Connell 等报道，在 Dukes B 期和 C 期的病例中，具有 18qLOH 的病例与不具有 18qLOH 的病例相比，存活率显著降低，并强调对这样的病例需要追加化疗。虽然也看到有人对这一结果持否定意见，但随后对 18qLOH 进行了荟萃分析，结果指出 18qLOH 是具有显著性的预后标志物。但是，也有人指出标准方法的确立和 18qLOH 临界值的标准化等比较困难，尚未能达到在实际工作中广泛应用的程度。另一方面，也有报道指出，18qLOH 是决定术后化疗适应证时有用的辅助因素，关于 18qLOH 的临床意义今后有必要进行大规模的前瞻性研究。之后，Ogino 等进行了前瞻性研究，结果关于 18qLOH 与大肠癌预后之间的相关性最终给出了否定性的报道。像这样，虽然关于 18qLOH 的意义有异议，但笔者认为 18qLOH 对黏膜下层浸润癌淋巴结转移的预测能力是今后的研究课题。

4. DNA甲基化

将全基因组（genomewide）被甲基化的状态称为 CpG 岛甲基化表型（CpG island methylation phenotype，CIMP）。甲基化主要由 DNA 的甲基化和组蛋白的甲基化构成，而认为其机制是先进行后者的甲基化，然后再引起前者的甲基化。因为 CIMP 伴有错配修复基因之一 MLH1 的甲基化，所以可以诱发 MSI。因此，CIMP 和 MSI 密切相关，两者的病况可以一体化考虑。

CIMP 多见于 MSI 型大肠癌，但也可见于 MSS 型大肠癌。据报道，虽然两者的组织病理学表现类似,但其预后却完全不同。后者(MSS+CIMP)的预后极其不良,其发生率虽然很低,但在临床处置上需要注意。关于 CIMP 大肠癌的预后尚无一致的看法,但报道在化疗的敏感性方面存在差异。关于黏膜下层浸润癌的 CIMP 与淋巴结转移之间的关系,目前没有一致的看法,笔者认为是今后的研究课题。

5. micro RNA表达异常

miRNA(micro RNA)是 10 ~ 25 个核苷酸长度的调节 mRNA 表达的小分子。近年来,有研究指出 miRNA 的表达异常与癌的浸润、转移有关,在大肠癌中也有很多报道。Ozawa 等根据癌基因组图谱(The Cancer Genome Atlas,TCGA)的分析结果选出了可能与转移有关的 miRNA-32、miRNA-181B、miRNA-193B、miRNA-195 和 miRNA-411,针对在黏膜下层癌中淋巴结转移的有无,研究了这些 miRNA 的表达异常。根据他们的报道,这些 miRNA 表达异常的组合可以提高淋巴结转移的预测能力。在该研究中,ROC 的 AUC 为 0.84,结果非常好,灵敏度和特异性也在 0.7 以上。认为这个结果在实际工作中也是可以应用的水平。但是,黏膜下层浸润癌的病情是不一样的,考虑到从近于黏膜内癌的病情到近于晚期癌的病灶是由各种不同程度的癌构成的,这一点是很重要的。另外,关于与其他组织学因素之间的比较,也需要阐明其优劣。

笔者等也通过腺瘤、黏膜内癌、浸润癌研究了同一 miRNA 的表达水平。结果表明,随着从腺瘤向黏膜内癌、固有肌层浸润癌的进展,许多 miRNA 的表达水平增高。在黏膜内癌和浸润癌中,miRNA 143-3p(ROC 的 AUC、灵敏度、特异性依次为 0.9,100%,89%;下同)、miRNA 206(0.917,90%,90%)、miRNA let 7a-5p(0.897,93.3%,60%)的 ROC 的 AUC、灵敏度和特异性均良好,两者之间的鉴别能力优异。虽然该研究未能指出 miRNA 表达异常与淋巴结转移之间的相关性,但认为有必要通过大量病例进行进一步的研究。

笔者等进一步进行了 miRNA 表达异常的全面分析,显示在腺瘤、黏膜内癌、黏膜下层浸润癌之间,同一 miRNA 的表达发生了变动。从这些结果来看,miRNA 的表达并不是固定的,提示在病变之间有变动。但是,这里需要注意的是,miRNA 不是直接与癌的浸润和转移有关,而是通过特定的 mRNA 表达异常与浸润和转移有关。作为今后的课题,重要的是需阐明 Ozawa 等所提出的 miRNA(miR-32、miR-181B、miR-193B、miR-195 和 miR-411)的表达异常与什么样的 mRNA 表达异常有关?该 mRNA 诱导相关蛋白的表达异常与什么样的信号途径有关?为此,重要的是采用"腺瘤 – 癌序贯理论(adenoma–carcinoma sequence)"等进展模型全面分析同一病例从腺瘤到黏膜内癌,或从黏膜内癌到黏膜下层浸润癌的 miRNA 及 mRNA 的表达异常。

6. 癌相关间质细胞

癌间质细胞是指由癌细胞巢诱导的在癌细胞巢周围可以观察到的间质细胞,最近又提出了将浸润部的癌细胞巢与其周围形成的间质(癌间质细胞)之间的关系统称起来的微环境这一概念。这一假说修正了以往的癌细胞本身的异常与癌的浸润、转移有关的观点,是认为包括周围间质细胞在内的癌细胞形成的区域(微环境)决定了癌细胞的浸润、转移的假说。微环境中的癌间质细胞主要是活化成纤维细胞〔肌性成纤维细胞——癌相关成纤维细胞(cancer associated fibroblast,CAF)〕,这种细胞通常多被定义为呈 desmin 阴性、α-SMA 阳性表型的成纤维细胞。但是,众所周知 CAF 在不同时期会表现出不同的形态,可以想象其表达表型也不是固定不变的。笔者认为,了解 CAF 的形态表现与表达蛋白之间的关系非常重要。另外,如果按照这个假设,在癌间质成纤维细胞中表达的蛋白的表达模式有可能决定了癌的浸润和转移。笔者等基于晚期大肠癌浸润前端的 CAF 中表达的蛋白质(CAF 相关蛋白)的表达模式,研究了大肠癌患者的预后。本研究中的 CAF 相关蛋白采用了具有代表性的标志物，易于购得且重现性高。结果表明，一定的 CAF 相关蛋白的表达模式与预后相关，并且进一步阐明了表征该表达模式的 CAF 相关蛋白是 S100A4。

因为癌前端的微环境是由癌细胞巢和周围癌间质构成的，所以需要综合分析两者的表达蛋白的模式。因此，对黏膜下层浸润癌就 CAF 相关蛋白的模式和在浸润前端的癌细胞中表达的癌相关蛋白的表达模式进行了研究。结果显示，癌细胞巢中表达的蛋白与淋巴结转移有关的是 Ki-67。另一方面，作为 CAF 相关标志物，有研究指出 S100A4 的表达与淋巴结转移之间有相关性。作为癌浸润的癌细胞巢淋巴结转移的预测因素，Ki-67 阳性率的临界值（cutoff value）为 61.4%。这提示通过将癌浸润部的 Ki-67 阳性率规定为 61.4% 以上有可能预测淋巴结转移，很令人感兴趣。

笔者认为，癌前端的微环境与上述的肿瘤出芽的形成也有关系。Zlobec 等指出了 EMT 与肿瘤出芽之间的相关性，并规定将肿瘤出芽作为癌前端的 EMT 的形态学表现。另一方面，笔者等虽然研究了肿瘤出芽与 EMT 相关蛋白（Twist、Zeb1、Snail/Slug）的表达，但未能指出在两者之间有明显的相关性，考虑否定作为 EMT 的结果发生了肿瘤出芽，但关于两者之间的关系现在仍未能得到共识。另外，在笔者的研究中，也未能指出 EMT 相关蛋白的表达与淋巴结转移之间的相关性。肿瘤出芽为什么与淋巴结有关，需要从功能方面进行分析。

在**图 1** 中展示了癌间质中表达蛋白的一个例子。

7. 大肠癌的预后和免疫细胞浸润

近年来人们已经知道，浸润于肿瘤组织内的巨噬细胞有 2 种——肿瘤相关巨噬细胞（tumor associated macrophage，TAM）TAM1 和 TAM2。已有研究证明，TAM1 与炎症的促进有关，TAM2 与肿瘤的进展有关。既有很多报道称浸润于肿瘤组织内的 TAM2 数量对癌的浸润和转移起着一定的作用，也有报道称 TAM2/TAM1 的比值有更高的相关性。Inagaki 等报道，黏膜下层浸润癌 TAM2 也是与淋巴结转移相关的重要因素，有可能成为淋巴结转移预测的新的生物标志物。因为 TAM 标志物被指出有多种，所以笔者认为需要对标志物的选择和测量方法进行标准化。

关于肿瘤的进展与浸润于局部的免疫细胞之间的相关性也是最近人们所关注的话题。因为有报道指出 CD3/CD8 与大肠癌的预后和转移有关，因此在实际工作中也推荐计算出 CD3/CD8。另外，CD3/CD8 也影响到对治疗的选择，在 CD3/CD8 降低的情况下需要追加化疗。关于黏膜下层浸润癌是否也与淋巴结转移有关的问题，期待今后的研究。

结语

本文概述了黏膜下层浸润癌的生物标志物。关于晚期大肠癌的生物标志物有很多报道，但是作为预后的预测标志物，好像还没有超过关于分期的标志物的报道。笔者认为，今后应以分期为基础，将生物标志物视为辅助因素的方法固定下来。关于黏膜下层浸润癌的淋巴结转移的预测，笔者认为与组织学因素之间的组合比单独的生物标志物更加重要。期待今后取得更多的研究成果。

参考文献
[1]Yim K, Won DD, Lee IK, et al. Novel predictors for lymph node metastasis in submucosal invasive colorectal carcinoma. World J Gastroenterol 23: 5936–5944, 2017.
[2]Kazama S, Watanabe T, Ajioka Y, et al. Tumour budding at the deepest invasive margin correlates with lymph node metastasis in submucosal colorectal cancer detected by anticytokeratin antibody CAM5.2. Br J Cancer 94: 293–298, 2006.
[3]Yasuda K, Inomata M, Shiromizu A, et al. Risk factors for occult lymph node metastasis of colorectal cancer invading the submucosa and indications for endoscopic mucosal resection. Dis Colon Rectum 50: 1370–1376, 2007.
[4]Pai RK, Cheng YW, Jakubowski M, et al. Colorectal carcinomas with submucosal invasion（pT1）: analysis of histopathological and molecular factors predicting lymph node metastasis. Mod Pathol 30: 113–122, 2017.
[5]Ozawa T, Kandimalla R, Gao F, et al. A microRNA signature

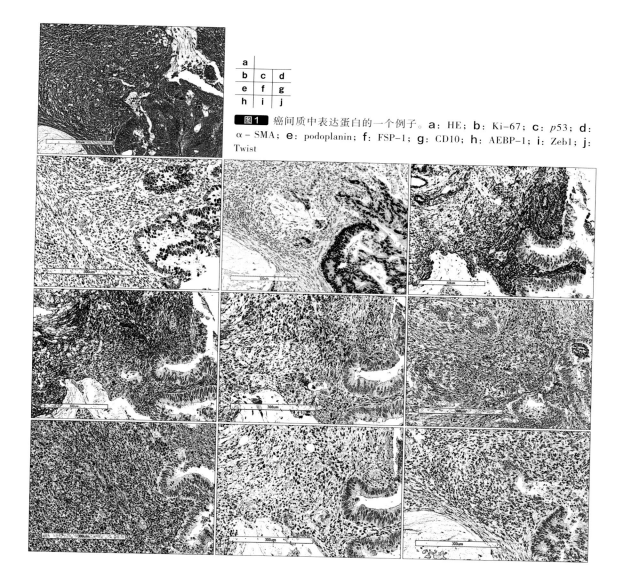

图1 癌间质中表达蛋白的一个例子。a：HE；b：Ki-67；c：p53；d：α-SMA；e：podoplanin；f：FSP-1；g：CD10；h：AEBP-1；i：Zeb1；j：Twist

associated with metastasis of T1 colorectal cancers to lymph nodes. Gastroenterology 154: 844–848, 2018.

[6]菅井有，上杉憲幸，遠藤昌樹，他．深達度診断の標準化．病理と臨 28: 635–641, 2010.

[7]菅井有，永塚真，田中義人．大腸．病理と臨 37: 748–756, 2019.

[8]Ueno H, Ishiguro M, Nakatani E, et al. SACURA Study Group. Optimal criteria for G3（poorly differentiated）stage II colon cancer: prospective validation in a randomized controlled study（SACURA trial）. Am J Surg Pathol 44: 1685–1698, 2020.

[9]Ueno H, Ishiguro M, Nakatani E, et al. Prognostic value of desmoplastic reaction characterisation in stage II colon cancer: prospective validation in a Phase 3 study（SACURA Trial）. Br J Cancer 124: 1088–1097, 2021.

[10]Sepulveda AR, Hamilton SR, Allegra CJ, et al. Molecular biomarkers for the evaluation of colorectal cancer. Am J Clin Pathol 147: 221–260, 2017.

[11]Deschoolmeester V, Baay M, Specenier P, et al. A review of the most promising biomarkers in colorectal cancer: one step closer to targeted therapy. Oncologist 15: 699–731, 2010.

[12]Pritchard CC, Grady WM. Colorectal cancer molecular biology moves into clinical practice. Gut 60: 116–129, 2011.

[13]Andreyev HJ, Norman AR, Cunningham D, et al. Kirsten ras mutations in patients with colorectal cancer: the multicenter "RASCAL" study. J Natl Cancer Inst 90: 675–684, 1998.

[14]Andreyev HJ, Norman AR, Cunningham D, et al. Kirsten ras mutations in patients with colorectal cancer: the 'RASCAL II' study. Br J Cancer 85: 692–696, 2001.

[15]Russo A, Bazan V, Agnese V, et al. Prognostic and predictive factors in colorectal cancer: Kirsten Ras in CRC（RASCAL）and TP53CRC collaborative studies. Ann Oncol 16: iv44–49, 2005.

[16]Bourhis A, De Luca C, Cariou M, et al. Evaluation of KRAS,

NRAS and *BRAF* mutational status and microsatellite instability in early colorectal carcinomas invading the *submucosa*（pT1）: towards an in-house molecular prognostication for pathologists? J Clin Pathol　73: 741–747, 2020.

[17]Liebl MC, Hofmann TG. The role of p53 signaling in colorectal Cancer. Cancers（Basel）13: 2125, 2021.

[18]Iacopetta B. TP53 mutation in colorectal cancer. Hum Mutat 21: 271–276, 2003.

[19]Lee S, Cho NY, Choi M, et al. Clinicopathological features of CpG island methylator phenotype–positive colorectal cancer and its adverse prognosis in relation to KRAS/BRAF mutation. Pathol Int　58: 104–113, 2008.

[20]Peyravian N, Larki P, Gharib E, et al. The application of gene expression profiling in predictions of occult lymph node metastasis in colorectal cancer patients. Biomedicines　6: 27, 2018.

[21]Arango D, Laiho P, Kokko A, et al. Gene–expression profiling predicts recurrence in Dukes' C colorectal cancer. Gastroenterology　129: 874–884, 2005.

[22]Sugai T, Eizuka M, Habano W, et al. Comprehensive molecular analysis based on somatic copy number alterations in intramucosal colorectal neoplasias and early invasive colorectal cancers. Oncotarget　9: 22895–22906, 2018.

[23]Sugai T, Takahashi Y, Eizuka M, et al. Molecular profiling and genome–wide analysis based on somatic copy number alterations in advanced colorectal cancers. Mol Carcinog　57: 451–461, 2018.

[24]Eizuka M, Sugai T, Habano W, et al. Molecular alterations in colorectal adenomas and intramucosal adenocarcinomas defined by high–density single–nucleotide polymorphism arrays. J Gastroenterol 52: 1158–1168, 2017.

[25]O' Connell MJ, Schaid DJ, Ganju V, et al. Current status of adjuvant chemotherapy for colorectal cancer. Can molecular markers play a role in predicting prognosis? Cancer　70: 1732–1739, 1992.

[26]Jen J, Kim H, Piantadosi S, et al. Allelic loss of chromosome 18q and prognosis in colorectal cancer. N Engl J Med　331: 213–221, 1994.

[27]Popat S, Houlston RS. A systematic review and meta–analysis of the relationship between chromosome 18q genotype, DCC status and colorectal cancer prognosis. Eur J Cancer　41: 2060–2070, 2005.

[28]Popat S, Zhao D, Chen Z, et al. Relationship between chromosome 18q status and colorectal cancer prognosis: A prospective, blinded analysis of 280 patients. Anticancer Res 27: 627–633, 2007.

[29]Ogino S, Nosho K, Irahara N, et al. Prognostic significance and molecular associations of 18q loss of heterozygosity: A cohort study of microsatellite stable colorectal cancers. J Clin Oncol　27: 4591–4598, 2009.

[30]Eizuka M, Osakabe M, Sato A, et al. Dysregulation of microRNA expression during the progression of colorectal tumors. Pathol Int　70: 633–643, 2020 [31]Conti J, Thomas G. The role of tumour stroma in colorectal cancer invasion and metastasis. Cancers（Basel）3: 2160–2168, 2011.

[32]Shiga K, Hara M, Nagasaki T, et al. Cancer–associated fibroblasts: their characteristics and their roles in tumor growth. Cancers（Basel）7: 2443–2458, 2015.

[33]Kalluri R, Zeisberg M. Fibroblasts in cancer. Nat Rev Cancer 6: 392–401, 2006.

[34]Sugai T, Yamada N, Eizuka M, et al. Vascular invasion and stromal S100A4 expression at the invasive front of colorectal cancer are novel determinants and tumor prognostic markers. J Cancer　8: 1552–1561, 2017.

[35]Sugai T, Uesugi N, Kitada Y, et al. Analysis of the expression of cancer–associated fibroblast– and EMT–related proteins in submucosal invasive colorectal cancer. J Cancer　9: 2702–2712, 2018.

[36]Yamada N, Sugai T, Eizuka M, et al. Tumor budding at the invasive front of colorectal cancer may not be associated with the epithelial–mesenchymal transition. Hum Pathol　60: 151–159, 2017.

[37]Sugai T, Yamada N, Osakabe M, et al. Microenvironmental markers are correlated with lymph node metastasis in invasive submucosal colorectal cancer. Histopathology　2021［Epub ahead of print］.

[38]Zlobec I, Lugli A. Epithelial mesenchymal transition and tumor budding in aggressive colorectal cancer: tumor budding as oncotarget. Oncotarget　1: 651–661, 2010.

[39]McLean MH, Murray GI, Stewart KN, et al. The inflammatory microenvironment in colorectal neoplasia. PLoS One　6: e15366, 2011.

[40]Inagaki K, Kunisho S, Takigawa H, et al. Role of tumor–associated macrophages at the invasive front in human colorectal cancer progression. Cancer Sci　2021［Epub ahead of print］.

[41]Pagès F, Mlecnik B, Marliot F, et al. International validation of the consensus Immunoscore for the classification of colon cancer: a prognostic and accuracy study. Lancet　391: 2128–2139, 2018.

大肠 T1 癌内镜切除对追加手术后复发和预后的影响

高丸 博之[1]　　齐藤 丰　　　水口 康彦

谷本 泉　　　　山崎 嵩之　　河村 玲央奈

平井 悠一郎　　鱼住 健志　　八木 廉平

麻 兴华　　　　牧口 茉衣　　山田 真善

坂本 琢　　　　松田 尚久[1-2]

[1] 国立がん研究センター中央病院内視鏡科
〒 104-0045 東京都中央区築地 5 丁目 1-1
E-mail : htakamar@ncc.go.jp
[2] 同　検診センター

关键词　大肠 T1 癌　追加外科切除　复发　预后　先行内镜切除

前言

在 "2019 年 日 本 结 直 肠 癌 研 究 学 会（Japanese Society for Cancer of the Colon and Rectum，JSCCR）指南"（以下简称 "JSCCR 指南"）中，关于对大肠 T1 癌内镜切除（endoscopic resection，ER）后的 pT1 癌的治疗方针，规定通过组织病理学检查，如果见有 ① T1b（SM 1,000 μm 以上）、②脉管浸润阳性、③低分化型腺癌、印戒细胞癌、黏液癌、④浸润前端肿瘤出芽（budding，BD）2 ~ 3 级这 4 个因素中的 1 个以上，则作为追加治疗一般推荐伴有淋巴结清扫的肠切除。但是，与初次治疗是手术（primary surgery，PS）的情况相比，在应该进行追加外科切除（secondary surgery，SS）的病例中，如果先行施行 ER，其后再施行 SS 的情况下，是否会影响到包括远处转移在内的长期预后这一问题尚不明确。关于初次手术（PS）组和内镜切除后追加外科切除（ER+SS）组的长期效果的比较，近年来有多篇论文报道。

本文在介绍与 ER+SS 的长期预后相关的文献的同时，还将关注各自的临床背景和分析方法的差异并进行阐释。

文献介绍

本文中将介绍的文献的概略如**表 1**所示，有 6 篇单中心回顾性研究论文、1 篇基于人群的回顾性研究论文、3 篇多中心回顾性研究论文以及 1 篇荟萃分析（meta-analysis）论文。

1. Asayama 等的报道

Asayama 等以 1992 年 1 月至 2008 年 8 月未达到 "JSCCR 指南" 治愈标准的大肠 T1 癌为研究对象，对仅 ER 组 45 例、ER+SS 组 106 例、PS 组 92 例这 3 组的长期效果进行了比较。主要评估项目包括复发比例、5 年无病生存率（disease-free survival，DFS）以及 5 年总生存率（overall survival，OS）。仅 ER 组、ER+SS 组和 PS 组的复发比例分别为 4.4%、6.6% 和 3.5%。各组的 5 年 OS 分别为 85.6%、95.1% 和 96.3%（$P < 0.05$），DFS 为 94.2%、92.8% 和

表1

文献 括号内为发表年份	实验设计	研究对象	比较及病例数	分析项目
Asayama等（2016）	单中心回顾性研究	T1大肠癌（内镜非治愈切除）	ER单独 vs ER＋SS vs PS（45例 vs 106例 vs 92例）	OS，局部复发率，远处转移率，淋巴结复发率
Overwater等（2018*）	多中心回顾性研究	T1大肠癌	ER＋SS vs PS（339例 vs 263例）	淋巴结转移，复发率
Belderbos等（2017）	基于人群的回顾性研究	高风险T1大肠癌	ER单独 vs ER＋SS vs PS（370例 vs 220例 vs 725例）	复发率，术后并发症发生率
Tamaru等（2017）	多中心回顾性研究	T1大肠癌（内镜非治愈切除）	ER单独 vs ER＋SS vs PS（121例 vs 238例 vs 342例）	OS，复发率，淋巴结转移率
Watanabe等（2018）	单中心回顾性研究	T1大肠癌	ER＋SS vs PS（24例 vs 61例）	OS，RFS，DSS
Yamashita等（2019）	多中心回顾性研究	T1大肠癌ESD切除后	ER＋SS vs PS（210例 vs 328例）	OS，PFS，DSS
Yamaoka等（2020）	单中心回顾性研究	pT1大肠癌	ER＋SS vs PS（244例 vs 304例）	复发率，术后并发症发生率
Liu等（2021）	单中心回顾性研究	cT1大肠癌（内镜非治愈切除）	ER单独 vs ER＋SS vs PS（95例 vs 145例 vs 336例）	OS，PFS
Oh等（2021）	单中心回顾性研究	T1大肠癌	ER＋SS vs PS（464例 vs 388例）	RFS
Takamaru等（2021）	单中心回顾性研究	pT1大肠癌	ER＋SS vs PS（162例 vs 392例）	复发率，OS，RFS
Yeh等（2020）	荟萃分析	17篇论文19,979例病例	ER单独或ER＋SS vs PS	OS，RFS，DSS，在亚组分析中包括ER＋SS vs PS

*：2016年发表，2018年再次刊登。
ER：内镜切除；SS：追加外科切除；PS：初次手术；OS：总生存率；PFS：无进展生存；RFS：无复发生存；DSS：疾病特异性生存率；cT1：临床1期；pT1：病理学1期。

95.6%（*P* = 0.72）。由此得出结论，从长期效果来看，根据"JSCCR指南"中治愈标准的合理性，在大肠T1癌的ER＋SS组的临床效果没有差异。

2. Overwater等的报道

Overwater等将13家医院中被认为是淋巴结复发高风险的602例pT1大肠癌分为ER＋SS组和PS组，其中ER＋SS组为339例，PS组为263例。评估倾向得分，并采用逆处理概率加权法（inverse probability of weighting，IPW）进行了校正。主要评估项目是手术时的淋巴结转移率和复发率。手术时的淋巴结转移在ER＋SS组和PS组分别为28例（8.3%）和27例（10.3%），校正后相对于PS组的ER＋SS组的比值比（odds ratio，OR）为0.97［95%可信区间（confidence interval，CI）0.49～1.93，*P* = 0.940］。总体上有34例（5.6%）复发，ER＋SS组和PS组分别为15例（4.4%）和19例（7.2%），校正后相对于PS组的ER＋SS组的风险比（hazard ratio，HR）为0.97（95%CI 0.41～2.34，*P* = 0.954）。需要注意的是：在该研究中，与内镜下黏膜切除术（endoscopic mucosal resection，EMR）相比，几乎未施行内镜下黏膜剥离术（endoscopic submucosal dissection，ESD）；为浸润程度的缺省值多的数据；病理学评估方法与日本不同。

3. Belderbos等的报道

Belderbos 等以荷兰东南部（埃因霍温地区）的 1,315 例大肠 T1 癌患者为对象进行了基于人群的研究。对仅 ER 组 370 例、ER+SS 组 220 例、PS 组 725 例进行了研究，主要评估项目为随访追踪期间的复发率。另外，还研究了淋巴结转移（lymph node metastasis，LNM）和长期复发的危险因素。复发率方面，在仅 ER 组为 6.2%（9.8/1000）、ER+SS 组为 6.4%（9.4/1000）（$P=0.912$），PS 组为 3.4%（5.2/1000）（$P=0.031$）。在多变量分析中，治疗方法（仅 ER/ES+SS/PS）不是复发的风险因素，切缘阳性是长期复发的唯一的独立风险因素（HR：6.88；95%CI：2.27 ~ 20.87）。LNM 风险方面，低分化成分、淋巴管浸润、深部黏膜下浸润导致 LNM 的风险较高（15.5% vs 7.1%；OR：2.21；95%CI：1.33 ~ 3.70）。需要注意的是，在该研究中，组织病理学风险因素不明的大肠 T1 癌被包含在"非高风险"组中，与其他研究的低风险大肠 T1 癌相比复发率较高。另一方面，在进行 Cox 回归等多变量分析时，对大量病例进行分析也是该研究值得关注之处。

4. Tamaru等的报道

Tamaru 等以 1992—2008 年在 11 家医院接受治疗，进行了 5 年以上跟踪随访的大肠 T1 癌患者为对象进行了研究。将根据"JSCCR 指南"未达到治愈标准的患者（内镜非治愈）分为仅 ER 组 121 例、ER + SS 组 238 例、PS 组 342 例 3 组，分析了长期预后和复发的预测因素。各组的 5 年复发率分别为 5.0%、5.5% 和 3.8%，5 年 OS 分别为 79.3%、92.4% 和 91.5%（$P=0.01$），5 年 DFS 分别为 98.1%、97.9% 和 98.5%（$P=0.51$）。

另外，年龄 65 岁以上、肉眼分型的隆起型、淋巴管浸润阳性、肿瘤出芽 2 ~ 3 级为复发的预测因素。由此得出结论，并没有使大肠 T1 癌中采取 ER+SS 的患者的临床效果恶化。

5. Watanabe等的报道

Watanabe 等研究了 2004 年 4 月至 2015 年 3 月进行治疗的 312 例大肠 T1 癌患者，分为 ER+SS 组 24 例和 PS 组 61 例，研究了 OS、无复发生存率（relaps-free survival，RFS）及总体复发率。ER+SS 组和 PS 组的 5 年 OS 分别为 92.3% 和 88.9%，5 年 RFS 分别为 81.4% 和 85.3%（均无显著性差异）。另外，关于对浸润深度 pT1b 癌和 pT1a 癌的内镜治疗，两组的一次性完全切除率没有显著性差异，两组的偶发性并发症也未见显著性差异。根据这一结果，对大肠 T1b 癌可以研究先行 ESD 的治疗策略。在该研究中还分析了 ER 引起的并发症发生率较低这一点，被认为是更贴近临床实际的研究。

6. Yamashita等的报道

Yamashita 等对 1998 年 1 月至 2016 年 12 月在 11 家医院接受治疗的连续的大肠 pT1b 癌患者进行了研究，根据"JSCCR 指南"被判断为内镜非治愈的病例，分为 ER + SS 组 210 例和 PS 组 328 例，采用倾向得分匹配法评估了 5 年 OS、5 年 DFS 及 5 年疾病特异性生存率（disease specific survival，DSS）。结果表明，ER+SS 组（161 例）和 PS 组（161 例）5 年 OS 分别为 96.9% 和 92.0%（$P=0.1142$）、5 年 DFS 分别为 96.7% 和 96.7%（$P=0.7166$）、5 年 DSS 分别为 100% 和 98.6%，（$P=0.2010$），均无显著性差异。由此得出结论，对于大肠 T1 癌如果通过先施行 ESD 达到组织学上的一次性完整切除的话，不会产生肿瘤学上的不良影响。该研究的特点是，为了进行准确的组织病理学评估，只研究内镜 R0 切除病例，而且 ER 技术是 ESD。

7. Yamaoka等的报道

Yamaoka 等以 2002—2012 年接受外科切除的 548 例大肠 pT1 癌患者为对象，分为 ER+SS 组 244 例和 PS 组 304 例，采用倾向得分，并通过逆处理概率加权法（IPW）进行校正，研究了术后并发症发生率和长期复发率。在 IPW 校正后的多变量分析中，两组间在术后并发症方面未见显著性差异（$P=0.79$）。ER+SS 组和 PS 组的总体复发情况分别为 8 例（3.3%）

和 3 例（1.0%）（P = 0.06）。此外，在 IPW 和倾向评分匹配后的 Cox 风险模型（Cox hazard model）的多变量分析中也未见显著性差异（P = 0.071，P = 1.00）。根据上述结果，提示对于大肠 T1 癌，先行 ER 不会对手术并发症和长期复发产生不良影响。在该研究中，包括局限性在内，关于研究的条件也有详细的记载，能够理解是在什么样的条件下进行了这个研究。

8. Liu等的报道

Liu 等以 2011—2017 年接受治疗的 779 例大肠 cT1 癌患者为对象，对 ER+SS 组 145 例和 PS 组 336 例的 pT1b 的术后并发症和长期预后进行了比较评估。5 年 OS（99.3% 和 99.4%，P = 0.866）和 5 年 DFS（97.2% 和 97.3%，P = 0.909）均未见显著性差异。ER+SS 组和 PS 组的总体偶发性并发症发生率分别为 15.2% 和 9.5%（P = 0.111）。由此得出结论，对于大肠 cT1 癌来说，对于内镜非治愈性切除病变，先行内镜治疗对短期及长期转归没有不利影响。该研究采用了大肠 cT1b 癌的仅 ER 组、ER+SS 组和 PS 组的 3 组比较的设计，由于其中着眼于 ER+SS 组和 PS 组进行研究，也需要注意如何看待多重检验的问题。另外，作为内镜治疗方法，采用了 ESD 和 EMR 两种方法，但未能明确各种方法的比例。

9. Oh等的报道

Oh 等以 2011 年 1 月至 2016 年 12 月接受了大肠 T1 癌手术的患者为对象，对 ER+SS 组和 PS 组进行了 RFS 的比较和风险因素的研究。还通过倾向得分匹配法和 IPW 校正，进行了 3 方面的亚组分析（分为 N0 组和 N1～N2 组；分为 1 个高风险因素组和 2～3 个高风险因素组；仅 EMR 组分析）。无论是校正前、IPW 后还是倾向评分匹配后，先行内镜治疗都不是 RFS 的风险因素（分别为 HR：0.539，95%CI：0.209～1.391；HR：0.650，95%CI：0.219～1.930；HR：0.396，95%CI：0.077～2.046）。但是，CEA 是 RFS 的独立的风险因素（HR：1.451；95%CI：1.233～1.707）。

无论是在全分析、IPW、倾向评分匹配还是亚组分析中，两组的 RFS 之间均未见显著性差异，结论是先行内镜治疗对长期预后没有不良影响。该研究采用了多种多样的统计方法。另一方面，还需要注意的是，该研究排除了病理学诊断信息不充分的 113 名患者，以及随访时间不足 12 个月的患者。

10. 笔者等的报道

在笔者等的研究中，以 2004 年 1 月至 2015 年 10 月接受治疗的 ER+SS 组 162 例和 PS 组 392 例患者为对象，通过倾向得分匹配法来研究复发率。在校正前（142 例）和校正后（142 例），两组之间的复发率均未见显著性差异（分别为 P = 0.625，P = 0.764）。由此得出结论，对于大肠 T1 癌有可能接受先行的 ER 治疗。在该研究中，还对术后化疗和手术时评估的淋巴结清扫数进行了研究。这些比例有可能与其他医院不同，在以该研究为参考时需要注意。

荟萃分析（meta-analysis）研究

Yeh 等报道，为了比较仅 ER 组和 PS 组或 ER+SS 组的长期效果，进行了荟萃分析研究。该研究介绍的是仅进行 ER 组或 ER+SS 组与 PS 组的比较，但作为其亚组分析，有 ER+SS 组和 PS 组的比较。

该研究以 2019 年 10 月之前报道的关于内镜治疗和手术的 OS、DSS、DFS、复发和转移的研究为对象进行系统性综述。

其中重点关注 4 篇报道，对 ER+SS 组和 PS 组的长期预后进行了荟萃分析。ER+SS 组和 PS 组的 5 年 OS、5 年 DSS 及 5 年 RFS 分别为 95% 和 92%，P = 0.206；99% 和 97%，P = 0.851；96% 和 97%，P = 0.920。由此得出结论，在内镜治疗为非治愈性切除的情况下，SS 可以得到与 PS 相同的结果。

讨论

根据上面的报道可以认为，对于大肠 T1 癌，与初次治疗为手术的情况相比，先行内镜治疗不会对 SS 后的复发和预后产生不良影响。另一方面，在现行的"JSCCR 指南"中，关于 SS 的适应证，重要的是应在充分考虑转移的风险因素、各个病例的身体情况和社会背景、患者自身的意愿等因素的基础上决定追加治疗的适应证。

结语

笔者认为，近年来的许多研究报道，在各个文献的解释上，通过考虑是在什么样的临床条件下进行的研究，外推到实际临床中，可能推出充分考虑到临床背景的治疗方案。

参考文献

[1]Hashiguchi Y, Muro K, Saito Y, et al. Japanese Society for Cancer of the Colon and Rectum（JSCCR）guidelines 2019 for the treatment of colorectal cancer. Int J Clin Oncol 25: 1–42, 2020.

[2]Asayama N, Oka S, Tanaka S, et al. Long–term outcomes after treatment for T1 colorectal carcinoma. Int J Colorectal Dis 31: 571–578, 2016.

[3]Overwater A, Kessels K, Elias SG, et al. Endoscopic resection of high–risk T1 colorectal carcinoma prior to surgical resection has no adverse effect on long–term outcomes. Gut 67: 284–290, 2018.

[4]Belderbos TDG, van Erning FN, de Hingh IHJT, et al. Long–term recurrence–free survival after standard endoscopic resection versus surgical resection of submucosal invasive colorectal cancer: a population–based study. Clin Gastroenterol Hepatol 15: 403–411, 2017.

[5]Tamaru Y, Oka S, Tanaka S, et al. Long–term outcomes after treatment for T1 colorectal carcinoma: a multicenter retrospective cohort study of Hiroshima GI endoscopy research group. J Gastroenterol 52: 1169–1179, 2017.

[6]Watanabe D, Toyonaga T, Ooi M, et al. Clinical outcomes of deep invasive submucosal colorectal cancer after ESD. Surg Endosc 32: 2123–2130, 2018.

[7]Yamashita K, Oka S, Tanaka S, et al. Preceding endoscopic submucosal dissection for T1 colorectal carcinoma does not affect the prognosis of patients who underwent additional surgery: a large multicenter propensity score–matched analysis. J Gastroenterol 54: 897–906, 2019.

[8]Yamaoka Y, Imai K, Shiomi A, et al. Endoscopic resection of T1 colorectal cancer prior to surgery does not affect surgical adverse events and recurrence. Surg Endosc 34: 5006–5016, 2020.

[9]Liu Y, Li R, Chang W, et al. The effect of non–curative endoscopic resection on cT1N0M0 colorectal carcinoma patients who underwent additional surgery. Surg Endosc 35: 2862–2869, 2021.

[10]Oh EH, Kim N, Hwang SW, et al. Comparison of long–term recurrence–free survival between primary surgery and endoscopic resection followed by secondary surgery in T1 colorectal cancer. Gastrointest Endosc 2021［Online ahead of print］.

[11]Takamaru H, Saito Y, Sekiguchi M, et al. Endoscopic resection before surgery does not affect the recurrence rate in patients with high–risk T1 colorectal cancer. Clin Transl Gastroenterol 12: e00336, 2021.

[12]Yeh JH, Tseng CH, Huang RY, et al. Long–term outcomes of primary endoscopic resection vs surgery for T1 colorectal cancer: a systematic review and meta–analysis. Clin Gastroenterol Hepatol 18: 2813–2823, 2020.

话题

对于高龄者早期大肠癌的内镜治疗的适应证和局限性

菅野 伸一 [1]　　　山野 泰穂　　　吉井 新二
三宅 高和　　　风间 友江　　　大和田 纱英
越前 荣次朗　　仲濑 裕志

[1] 札幌医科大学医学部消化器内科学讲座
〒060-8543 札幌市中央区南 1 条西 16 丁目

关键词　高龄者　早期大肠癌　内镜治疗　抗血栓疗法

前言

在日本，由于 65 岁以上人口的增加，老龄化率达到 28.4%，75 岁以上人口超过 1,800 万人，是占总人口的 14.7% 的高龄化社会。在医疗中是否区分为高龄者和超高龄者的定义现在仍在争论之中，但根据近年来关于老年化现象的各种数据的经年变化的研究，有研究者建议不是以往的 65 岁以上，而是将 75 岁以上作为新的高龄者的定义。

对于早期大肠癌的内镜下黏膜切除术（endoscopic mucosal resection，EMR）和内镜下黏膜剥离术（endoscopic submucosal dissection，ESD）之类的内镜治疗在各种各样的临床机构中被大量施行，也有大肠 ESD 即使在超高龄者中也能安全施行之类的报道，并且切实感受到在治疗对象中高龄者也在增加。一般来说，越是高龄者以循环系统疾病为主的并存疾病的发病率越高，并且抗血栓药服药者的比率也高，但是从内镜治疗适应证的角度把年龄也考虑在内的治疗方案尚未确立，现实情况是由经治的内镜医生来判断对各个病例是否可以施行内镜治疗。

在这种情况下，当检索有关高龄者早期大肠癌的治疗方面的研究文献时，发现原著论文的报道很少，在《医学中央杂志》数据库以"高龄者、早期大肠癌"进行检索得到的是 5 篇（会议录除外），国外的报道几乎没有。本文利用现实情况下能够得到的信息进行了文献性分析。

与高龄者内镜治疗有关的因素

1. 高龄者的理解力

作为决定早期大肠癌内镜治疗适应证和局限性的因素，列举出有包括浸润深度在内的病理学因素和患者背景两方面。高龄者与中青年人的不同之处在于，除了早期大肠癌以外，还有决定患者生命预后的疾病的存在和老年痴呆等疾病患者背景的比例较大的情况。老年痴呆是一种随年龄增长而患病率增加的疾病，症状的轻重和发展的快慢因人而异。接受治疗的是患者本人，关于病情、内镜治疗的必要性和偶发性并发症，不仅是患者家属，患者本人能够多大程度理解，是否愿意接受治疗并能得到其

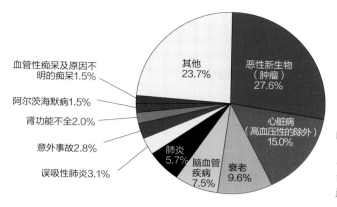

图1 主要死因的构成比例（2020）
［转载自"厚生劳働省．统计情报・白書—令和2年（2020）人口動態統計月報年計の概況. https://www.mhlw.go.jp/toukei/saikin/hw/jinkou/geppo/nengai20/index.html"］

配合，这些都是在讨论适应证时的重要因素。

2. 风险和获益

与外科手术相比，内镜治疗被认为是微创的。大的穿孔、腹膜炎等严重的并发症虽然发生的概率低，但也是总有一天会遇到的不良事件，结果会造成高侵袭性，危害生命的风险经常会存在。在《大肠 ESD/EMR 指南》中记载着，"对于高龄者，仅在考虑平均剩余寿命、并存疾病、生理年龄因素，判断通过切除病变可期待的获益超过伴发于切除的少见并发症的风险情况下，应该施行内镜治疗"。这里所说的"获益"是指除了"癌的治愈切除"之外，还包括"预防大肠癌局部增大所引起的消化道狭窄和疼痛等所致的生活质量（quality of life，QOL）的下降"这一层意思。

3. 剩余寿命和预后、其他疾病死亡

2019 年至今，日本人死因的第一位仍是恶性肿瘤（**图1**）；在 80 岁以上的人中，相较于恶性肿瘤，死于脑血管疾病、心脏病、肺炎、衰老的比例增高；在 90 岁以上的人中，这种趋势更加明显（**图2**）。另外，平均剩余寿命低于 5 年的，男性为 89 岁（4.76 年），女性为 92 岁（4.80 年）（**表1**）。

早期大肠癌发展为晚期大肠癌，到引起狭窄、转移的时间尚不明确。据报道，作为推测的资料，早期大肠癌的倍增时间（doubling time）为 12 ~ 24 个月。另外，文献报道大肠 cT1 癌治疗后的淋巴结复发和转移大多发生于

3 ~ 5 年。考虑到这些情况，推测许多未经治疗的早期大肠癌到危及患者生命需要 4 ~ 5 年的时间。

对合并疾病的应对

在高龄者的内镜治疗上，最好是对常见的心力衰竭、慢性阻塞性肺疾病、慢性肾功能不全等影响生命预后的合并疾病进行适当且标准的评估。在麻醉科领域采用的术前评估方法是美国麻醉医师协会全身状态（The American Society of Anesthesiologists Physical Status，ASA-PS）分级系统，但也有根据 ASA-PS 分级系统对早期胃癌 ESD 患者进行分组研究的报道。研究结果显示，ASA Ⅱ / Ⅲ（患有轻度 / 重度全身性疾病的患者 /a patient with mild/severe systemic disease）组比 ASA Ⅰ（正常对照患者 /a normal healthy patient）组的年龄大，抗血栓药的使用比例高，住院天数长；多变量分析显示，ASA Ⅱ / Ⅲ 是 ESD 非相关并发症的风险因素。提示通过对早期大肠癌内镜治疗前的患者也同样采用 ASA-PS 进行风险分级，可能有助于对高龄者的风险管理。关于 ASA-PS，详细内容请参考 ASA 的网站。

需要抗血栓治疗的高龄者

关于内镜治疗有出血风险的抗血栓药内服患者在临床中应该如何应对？近年来，我们消化系统内镜医生是按照考虑到了血栓病风险的

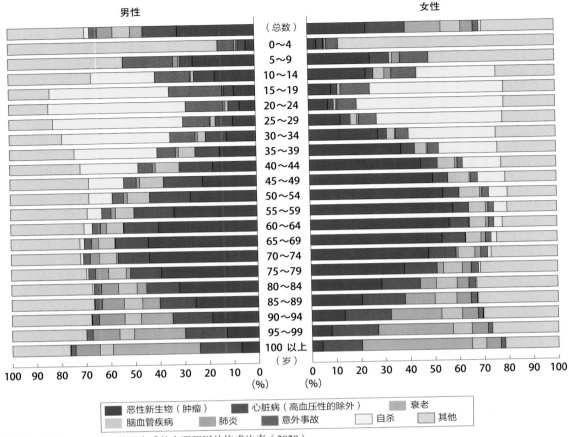

男性 女性

（总数）
0～4
5～9
10～14
15～19
20～24
25～29
30～34
35～39
40～44
45～49
50～54
55～59
60～64
65～69
70～74
75～79
80～84
85～89
90～94
95～99
100 以上
（岁）

100 90 80 70 60 50 40 30 20 10 0　0 10 20 30 40 50 60 70 80 90 100
(%)　(%)

恶性新生物（肿瘤）　　心脏病（高血压性的除外）　　衰老
脑血管疾病　　肺炎　　意外事故　　自杀　　其他

图2 从不同性别、年龄层来看的主要死因的构成比率（2020）
［转载自"厚生劳働省．统计情报·白书—令和2年（2020）人口動態統計月報年計の概況．https://www.mhlw.go.jp/
toukei/saikin/hw/jinkou/geppo/nengai20/index.html"］

《对于抗血栓药物服用者的消化系统内镜诊疗指南》进行诊疗的。另一方面，在循环系统领域的《2020 年 JCS 指南》中，关于冠状动脉疾病患者的抗血栓疗法，是考虑到血栓风险和出血风险之间平衡的指南，经皮冠状动脉成形术后的抗血小板药二联疗法（dual anti-platelet therapy，DAPT）的推荐时间比以前短。但是，对于合并疾病较多的高龄者，也存在不能按照"指南"进行应对的、心血管内科医生判断需要长期进行 DAPT 治疗的病例。例如，3 个病变以上的支架置入、分叉部 2 个支架置入、DAPT 中的血栓病发病病例等。另外，充血性心力衰竭患者禁忌使用西洛他唑，也不能用噻吩并吡啶类药物替换。对于心脏机械瓣膜置换

表1 平均剩余寿命

年龄（岁）	平均剩余寿命（岁）	
	男性	女性
60	23.97	29.17
65	19.83	24.63
70	15.96	20.21
75	12.41	15.97
80	9.18	12.01
85	6.46	8.51
90	4.41	5.71
95	2.94	3.64
100	1.89	2.29
105	1.19	1.45

［转载自"厚生劳働省．统计情报·白书—令和元年简易生命表の概要．https://www.mhlw.go.jp/toukei/ saikin/hw/life/life19/index.html"］

术后的病例，需要维持抗凝治疗。

据报道，在服用多种抗血栓药的病例中，大肠的高风险手术的出血发生率约为 5%。这是在 2012 年按照日本消化系统内镜学会发表的《对于抗血栓药服用者的消化系统内镜诊疗指南》进行抗血栓药的停药、替换病例的调查结果，可以预想，如果是在噻吩并吡啶类药物的替换 / 停药困难的 DAPT ± 抗凝治疗中，出血的发生率会比这更高。

长期需要 DAPT 且不能替换 / 停药的患者被判断是血栓病高风险，如果再次发生心血管事件将是致死性的。这样的超高龄者在前面提到的 ASA-PS 中属于 ASA IV（患有持续威胁生命的重度全身性疾病的患者 /a patient with severe systemic disease that is a constant threat to life），即使是早期大肠癌，笔者认为判断为内镜治疗适应证的局限性病例也是妥当的。

高龄者的大肠SM浸润癌

在内镜治疗中当然是不可能进行淋巴结清扫的，这不仅是高龄者，也是早期大肠癌内镜治疗的局限性。在病理学因素中有争议的大概是有淋巴结转移风险的 SM 浸润癌。在《大肠癌治疗指南》中，SM 深度浸润癌（pT1b）被作为外科切除的适应证。但是，在实际临床中，由于高龄和合并疾病等原因，出于控制局部肿瘤这一考虑，即使在术前诊断中提示有 SM 深度浸润癌，也有施行 ESD 的例子。对于呈不能耐受追加切除所致侵袭状态的超高龄患者，需要考虑的问题有很多，如施行内镜治疗的获益、偶发性并发症所致的生命危险、剩余寿命和其他疾病死亡等，还有伦理上的问题，进行前瞻性研究很困难，因此笔者认为尚没有得到解决。

在《大肠癌治疗指南》中，作为早期大肠癌内镜治疗后的追加治疗，考虑伴淋巴结清扫肠切除的病理因素记载有 SM 浸润深度、脉管浸润、分化程度 / 组织学分型、浸润前端的肿瘤出芽。近年来的研究结果表明，即使浸润深

度为 pT1b，如果脉管浸润等因素为阴性的话，淋巴结转移率极低，为 1.4%。另外，当考虑到即使脉管浸润为阳性也不一定有淋巴结转移这一事实时，还可以期待不仅仅是局部控制，也有获得相对治愈的可能性。但是，为了正确判断病理学因素，需要在癌浸润最深的位置制作病理标本。为此，在内镜切除前，通过色素放大内镜进行预测浸润深度诊断非常重要，对切除标本进行适当的处理、向病理检查部门指示切取的位置等，要求很高。

另外，作为治疗方法，并非是必须全部通过 ESD 切除早期大肠癌病变。如果是具有通过内镜进行浸润深度诊断的技术，以及利用可靠的策略进行计划性分片切除技术的熟练者，也允许通过 EMR 进行分片切除。笔者认为，这对于无法耐受长时间手术的患者来说也是一种选择。

结语

在大肠内镜检查中，包括前处理、麻醉在内都存在风险；在治疗过程中，还会进一步增加穿孔、出血的风险。内镜医生最好能回到以患者为中心进行诊疗这一根本上，在分析治疗的必要性、患者的获益和风险的同时，考虑到包括患者家属在内的支持体制，综合性判断被认为是对高龄患者来说最好的治疗方针。

参考文献

[1]内阁府. 令和2年版高齢者化白書. https://www8.cao.go.jp/kourei/whitepaper/index-w.html（2021年6月8日閲覧）.

[2]Ouchi Y, Rakugi H, Arai H, et al. Redefining the elderly as aged 75 years and older: Proposal from the Joint Committee of Japan Gerontological Society and the Japan Geriatrics Society. Geriatr Gerontol Int 17: 1045-1047, 2017.

[3]吉田直久, 内藤裕二, 久貝宗弘, 他. 高齢者における大腸内視鏡の粘膜下層剝離術の治療成績. 日高齢消会誌 12: 109-114, 2010.

[4]林武雅, 布袋屋修, 菊池大輔, 他. 高齢者における大腸ESD. 老年消病 20: 29-32, 2008.

[5]田中信治, 樫田博史, 斎藤豊, 他. 大腸ESD/EMRガイドライン（第2版）. Gastroenterol Endos 61: 1321-1344, 2019.

[6]厚生労働省. 統計情報・白書—令和2年（2020）人口動態統計月報年計の概況. https://www.mhlw.go.jp/toukei/saikin/hw/jinkou/geppo/nengai20/index.html（2021年6月8

日閲覧).

[7]厚生労働省. 統計情報・白書―令和元年簡易生命表の概要. https://www.mhlw.go.jp/toukei/saikin/hw/life/life19/index.html (2021年6月8日閲覧).

[8]Matsui T, Yao T, Iwashita A. Natural history of early colorectal cancer. World J Surg 24: 1022–1028, 2000.

[9]Umetani N, Masaki T, Watanabe T, et al. Retrospective radiographic analysis of nonpedunculated colorectal carcinomas with special reference to tumor doubling time and morphological change. Am J Gastroenterol 95: 1794–1799, 2000.

[10]吉井新二, 石垣沙織, 塚越洋元, 他. 大腸SM癌の内視鏡的摘除後経過観察例の予後. Gastroenterol Endosc 54: 244–252, 2012.

[11]浦上尚之, 五十嵐正広, 千野晶子, 他. 大腸SM癌の内視鏡切除後のfollow up―サーベイランスに向けて(局所再発, 転移再発). 胃と腸 42: 1470–1476, 2007.

[12]Tamaru Y, Oka S, Tanaka S, et al. Long-term outcomes after treatment for T1 colorectal carcinoma: a multicenter retrospective cohort study of Hiroshima GI endoscopy research group. J Gastroenterol 52: 1169–1179, 2017.

[13]Man-i M, Morita Y, Fujita T, et al. Endoscopic submucosal dissection for gastric neoplasm in patients with co-morbidities categorized according to the ASA Physical Status Classification. Gastric Cancer 16: 56–66, 2013.

[14]The American Society of Anesthesiologists. ASA Physical Status Classification System. https://www.asahq.org/standards-and-guidelines/asa-physical-status-classification-system (2021年6月8日閲覧).

[15]加藤元嗣, 上堂文也, 掃本誠司, 他. 抗血栓薬服用者に対する消化器内視鏡診療ガイドライン―直接経口抗凝固薬(DOAC)を含めた抗凝固薬に関する追補2017. Gastroenterol Endos 59: 1547–1558, 2017.

[16]日本循環器学会. 2020年 JCSガイドライン フォーカスアップデート版―冠動脈疾患患者における抗血栓療法. https://www.j-circ.or.jp/old/guideline/pdf/JCS2020_Kimura_Nakamura.pdf (2021年6月8日閲覧).

[17]加藤元嗣, 古田隆久, 伊藤透, 他. 抗血栓薬服用者に対する消化器内視鏡に関連した偶発症の全国調査結果. Gastroenterol Endos 59: 1532–1536, 2017.

[18]藤本一眞, 藤城光弘, 加藤元嗣, 他. 抗血栓薬服用者に対する消化器内視鏡診療ガイドライン. Gastroenterol Endosc 54: 2073–2102, 2012.

[19]大腸癌研究会. 大腸癌治療ガイドライン医師用2019年版. http://www.jsccr.jp/guideline/2019/cq.html (2021年6月8日閲覧).

[20]味岡洋一, 大倉康男, 池上雅博, 他. T1b癌(1,000μm以深SM癌)リンパ節転移リスク層別化の検討. 杉原健一, 五十嵐正広, 渡邉聡明, 他(編). 大腸疾患NOW 2016. 日本メディカルセンター, pp 63–68, 2016.

编辑后记

江崎 幹宏　佐贺大学医学部内科学教研室消化内科

由于内镜下黏膜剥离术（ESD）的普及，以根治早期大肠癌为目的的内镜治疗的适应证得到了极大的拓展。其中，在仅通过局部切除就可以根治的 Tis 癌中，由于也存在因肿瘤直径和形态而不得不进行肠切除的病例，因此这些病例有可能享受到 ESD 的好处。另一方面，作为浸润癌的 T1 癌的治疗原则，以往是采取伴有淋巴结清扫的肠切除。为此，虽然对通过内镜治疗可完全切除的病例也推荐追加肠切除，但因为 T1 癌的淋巴结转移率约为 10%，事实上即使追加伴有淋巴结清扫的肠切除术，在许多病例中也未见癌的残存。以这样的临床经验为背景，积累病例反复研究，作为 T1 癌所属淋巴结转移的风险因素，筛选出有 SM 浸润深度、脉管浸润阳性、低分化型腺癌、印戒细胞癌、黏液腺癌等组织学分型、浸润前端的肿瘤出芽等。这些风险因素在 2014 年版的《大肠癌治疗指南》中作为可内镜切除的 pT1 癌追加治疗的适应证标准被采用；关于 SM 浸润深度，以 1,000 μm 作为基准线。在 2019 年版的《大肠癌治疗指南》中也没有对追加治疗的适应证标准进行变更。但是，当考虑到在大肠癌研究会的项目研究中，SM 浸润深度 1,000 μm 以上的 T1 癌淋巴结转移率为 12.5% 左右，以及强调符合超高龄社会这一日本社会状况的微创治疗的重要性等背景因素时，伴随着内镜治疗技术的进步，论及对早期大肠癌治疗适应证扩大的可行性大概也是理所当然的吧。

本书着眼于对于 T1b 癌的内镜治疗适应证扩大的可能性，设定了 3 个重要的因素，即①适应证判断所需的术前影像学诊断，②为了完成一次性完全切除的 ESD 技术，③为进行淋巴结转移风险准确分级所需的切除标本的正确处理方法和组织病理学诊断，并委托各领域的专家撰写。这些论文都是与本书主题相符的力作，对进一步验证针对 T1 癌的新治疗策略的合理性富有启发性。

到目前为止，早期大肠癌的 X 线诊断学、内镜诊断学主要着眼于治疗方法大不相同的 Tis 或 T1a 癌和 T1b 癌的鉴别进行反复研究，总结出了很多有用的影像学表现。另一方面，随着 ESD 技术的提高和设备的改良，即使是 SM 深部浸润癌，只要没有与肌层相连，在技术上也可以实现内镜下一次性完全切除。若这种情况持续发展下去，笔者担心在治疗前不进行充分的影像学评估，而是想"先切了以后再考虑"的人增多，这样会导致对影像诊断学的轻视或迟滞诊断学的进步。但是，在本书中报道了一些新的见解，例如：在 T1b 癌诊断上的 NBI 放大表现的 JNET 分型 2B 型亚分类化的有效性；灌肠 X 线造影检查的侧面变形的数值化与 SM 浸润深度和其他淋巴结转移风险因素之间的相关性等。另外，还研究了 EUS 在 SM 浸润深度预测上的有用性。也就是说，通过改变着眼点，发现相关于影像诊断的新的影像学表现，既有可能促进 X 线诊断学、内镜诊断学的进一步发展，也有可能比以往更深刻地重新认识综合性影像诊断学研究的重要性。

既然是讨论是否扩大早期大肠癌的内镜治疗适应证，以适当处理的临床材料为基础的准确而详细的病理学评估的进一步积累是必需的，并且能够确切地仅筛选出适应证病变的X线诊断学、内镜诊断学和治疗技术的进步是必不可少的。希望本书有助于为扩大早期大肠癌内镜治疗的适应证提供进一步的证据。

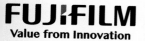
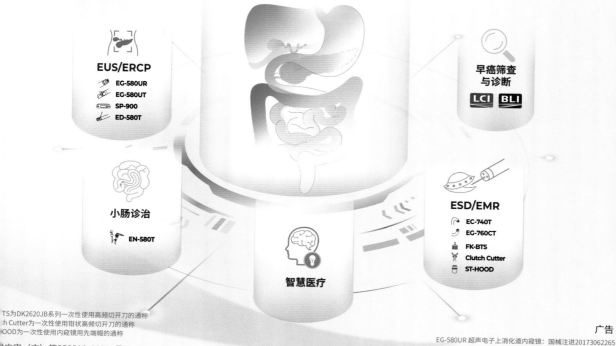